每日一学系列丛书

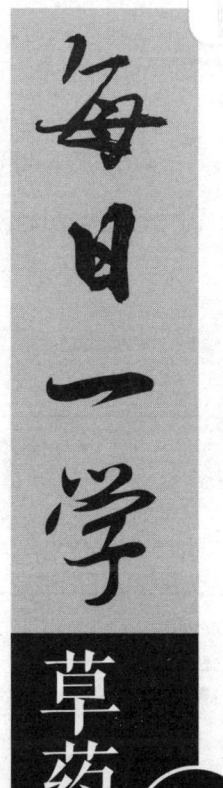

每日一学 草药 ②

编著 曾培杰
整理 汪雪美 甘金宝

中国科学技术出版社
·北京·

图书在版编目（CIP）数据

每日一学草药 . ② / 曾培杰编著 . — 北京：中国科学技术出版社，2020.8（2022.3 重印）

（每日一学系列丛书）

ISBN 978-7-5046-8682-4

Ⅰ.①每… Ⅱ.①曾… Ⅲ.①中草药—基本知识 Ⅳ.① R282

中国版本图书馆 CIP 数据核字 (2020) 第 091431 号

策划编辑	焦健姿　韩　翔
责任编辑	孙　超
装帧设计	佳木水轩
责任印制	李晓霖

出　　版	中国科学技术出版社
发　　行	中国科学技术出版社有限公司发行部
地　　址	北京市海淀区中关村南大街 16 号
邮　　编	100081
发行电话	010-62173865
传　　真	010-62179148
网　　址	http://www.cspbooks.com.cn

开　　本	850mm×1168mm 1/32
字　　数	175 千字
印　　张	8.75
版　　次	2020 年 8 月第 1 版
印　　次	2022 年 3 月第 2 次印刷
印　　刷	天津翔远印刷有限公司
书　　号	ISBN 978-7-5046-8682-4 / R · 2545
定　　价	30.00 元

（凡购买本社图书，如有缺页、倒页、脱页者，本社发行部负责调换）

内容提要

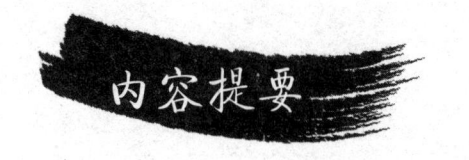

小草药，大用处。中草药是中医药文化的重要组成部分，是大自然赋予我们的宝贵财富。从古至今，劳动人民一直都能充分利用自然界的各种草木、花果治疗疾病。本书根据曾培杰老师在民间开设的"每日一学·草药"栏目整理而成，采用讲故事的形式，讲述了各种草药对不同疾病、不同证型的治疗效果，展示了诸多常用的草药验方、茶疗方、食疗方。书中故事轻松有趣，情节引人入胜，语言通俗易懂，摒弃了以往中医著作的种种文辞奥古、佶屈聱牙，轻松达到传播与教授中医文化及草药知识的目的。书中还特别设有"草药小贴士"，详细介绍草药的性味功用，以便读者更加深入地了解草药。相较于传统中医教材，本书的适读性更优，适合广大中医药爱好者阅读参考，中医药院校学生亦可通过本书的内容加深对理论学习的理解和掌握。

缘起

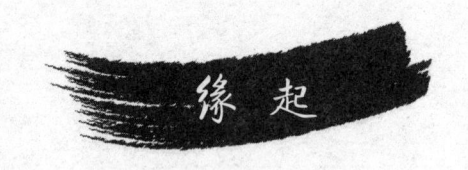

不管是刚破晓的微暗,还是丝丝的凉风。

不管是蒙蒙的细雨,还是呼啸的台风大雨。

不管是露天的石台前,还是人来人往的大桥下。

我们始终都会在清晨相约围坐在一起,共同学习一味草药,没有什么可以阻挠我们前行的动力。

坐在凸凹不平的石头上,也不觉得痛,因为我们心很安详。

阵阵凉风袭来,我们不觉得寒冷,因为做有意义的事让我们内心充满温暖。

金宝说,每天五点多摇醒我的是中国的草药梦,每天近10小时专心地投入学习的是对中医的热爱。

"每日一学·草药"系列旨在与大家互动共享,每天进步一点点,看似进步不大,但回过头来却发现,我们对草药世界的认识迈开很大一步。以后我们还会有"每日一学·汤头""每日一学·养生""每日一学·中医""每日一学·医案"各种系列。

我们通过"每日一学"系列,在中医的海洋里徜徉成长;不仅在不知不觉中有了养生的正知正见,而且不经意间拥有了健康的身心。

就像练习瑜伽,你只需要舒服地做一个拉伸的动作,不需要感受到痛,稍微地拉紧,保持这个动作,然后放松,专注于呼吸。在吸气的时候,你会感觉韧带在伸展。

这中间没有痛苦,有的只是享受及身心的舒缓。

我们学习也是这样,松紧有度,不放逸,也不紧张,用一种休息放松的心态去学习,只需要去做,那么收获便是自然而然的。

很多学生说,将近一小时的课,却觉得太短了,意犹未尽,还想听。

所以学习的过程一定是快乐的,是乐学,只有这样才能坚持下去。

所以我们学习中医,做中医普及,一定不能苦了自己,而是每天都痛并快乐着。

每日一学,看似微不足道,但是滴水虽微,渐盈大器,每天进步一点点,积累一点点,最后必将会迎来翻天覆地的大收获!

目录

第 26 日　穿心莲 / 001

第 27 日　刺苋 / 011

第 28 日　艾叶 / 017

第 29 日　赤小豆 / 024

第 30 日　半枝莲 / 034

第 31 日　白花臭草 / 041

第 32 日　咸酸草 / 049

第 33 日　栀子 / 057

第 34 日　刺菠 / 065

第 35 日　蚶壳草（雷公根）/ 072

第 36 日　杠板归（犁头草）/ 079

第 37 日　金樱子 / 086

第 38 日　白饭草 / *095*

第 39 日　蛇莓 / *105*

第 40 日　血风藤（南鸡血藤）/ *112*

第 41 日　佛手柑 / *124*

第 42 日　梅肉草 / *131*

第 43 日　穿破石 / *138*

第 44 日　骨碎补 / *147*

第 45 日　鹅不食草 / *156*

第 46 日　葛根 / *165*

第 47 日　菊花 / *175*

第 48 日　麦冬 / *187*

第 49 日　山苍树 / *196*

第 50 日　小伸筋草 / *207*

方药集锦 / *216*

精彩语录 / *253*

后记 / *270*

贰

第 26 日
穿心莲

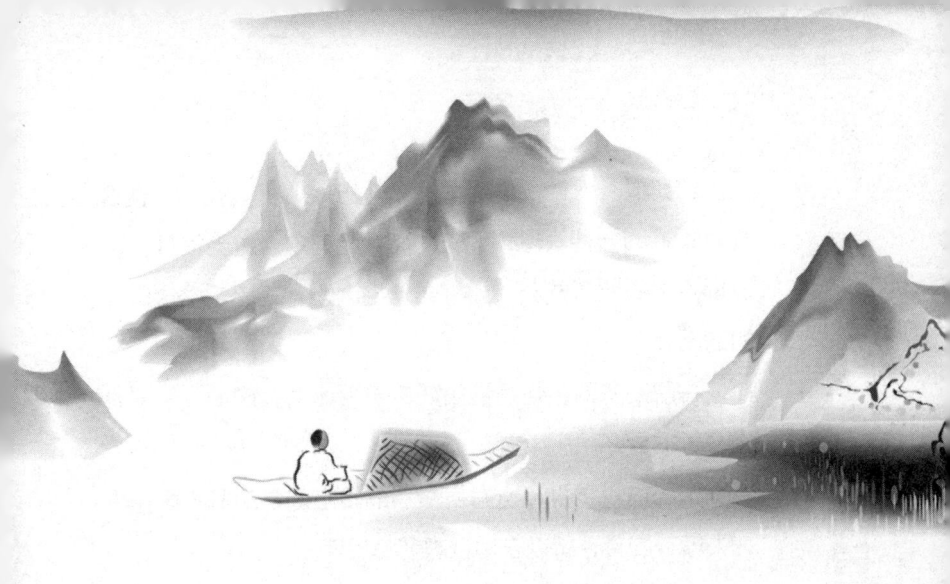

8月23日 晴转雷阵雨 刘屋桥

我们先来复习牛大力。

尿频、尿急用它立竿见效,尤其是小孩尿频、尿床。

牛大力别名叫大力薯,顾名思义吃了手脚有力。有一次一个山民的手指被机器切断,切掉以后整个手没有力,没法干活。我给他开牛大力配合五指毛桃加板栗煲汤。牛大力、五指毛桃、板栗都是补腰肾、通筋骨的药。他吃了一半多,原来没法割草摘草,现在可以了,而且伤口恢复得很好。

现在很多人都很郁闷手术、外伤后留有瘢痕。瘢痕是脾胃不好的一种表现，脾主肌肉，肌肉愈合得会很好，所以要用生肌益气的药，如板栗、牛大力、五指毛桃这些甘甜的药。

甘甜的东西，包括淮山药，吃后体力会增加，你的肌肉会长得更好。

中医内科学讲，所有病最后的转归都是脾肾不好，牛大力就补脾肾，所以它适合虚劳病后期。

放化疗后期的病人，血细胞升不高，只能健脾胃补肾。因为血细胞从骨头造出来，靠脾胃营养去补充，最后靠肺气宣发到四肢百骸。因此补肾健脾宣肺补血用牛大力30克，枸杞子20克，红糖、红衣花生、红枣等。根薯壮腰肾，色红入血脉，所以既补腰肾又养气血。

风湿关节痛的病人，关节僵硬，风湿顽痹屈伸不利，痰浊内淤。

我接诊过一个风湿患者整个手关节肿痛，压不下去。我首先让他不要再吃鱼这些阴寒、痰湿的食物；其次用牛大力、五指毛桃、党参、枸杞子和大枣熬药，同时还叫他用苦刺心熬水来泡手，内外结合。通过一个月补气血、壮腰肾、通筋骨，后来他再碰到我的时候，关节可以屈伸了。

所以我体会到风湿顽痹，要在内壮气血，在外面舒经络、开汗孔。

现代生活避免不了吸烟和雾霾。由于空气质量差导致肺部有一些脏垢。早上一起来就咳痰，甚至有些痰不是黄色而是灰黑色，说明肺伤得很厉害。

这时候用牛大力配黄芪补肺。那么多脏垢，要去把它洗涤掉，身体正气不够，没法把它们燃烧掉。正气好像火炉，熬药的时候火力不够，加一个小风扇后灶底火力会多两三倍。再加陈皮，肺主皮毛，以皮入皮，宣理肺气。这样可以让咳嗽、呼吸不利减轻。

刚喝前四五天痰就很容易咳出来，喝到十多天的时候发现咳痰越来越少，喝一个月左右时灰痰就没有了。对咳嗽、慢性支气管炎的病人或吸烟、在厨房里工作和城市里的交警来说，这付药补肾洗肺，金水相生，是最理想的药！

今天要讲的这味草药，我在读小学的时候就知道了，岭南还有不少人家种。

最早的印象就是家里的鸡发瘟不吃饭，近似于"禽流感"的那种。大人弄半片或一片捣烂后灌到鸡嘴里，让它吞下去，等一下就很精神地跳起来，也就是所有炎症、温热的病都管用，它叫穿心莲。

它能把一切心火热毒都穿透过去，它还有一个别名：苦胆草。味如苦胆啊，人体从头到脚最苦莫过于胆。这个药苦到极致，跟苦胆有得比。

《草药歌诀》中记载：苦寒清火消炎热。

穿心莲最厉害的功效就是清火消炎热，岭南地区常见的草药中，消炎热的作用无人能比。

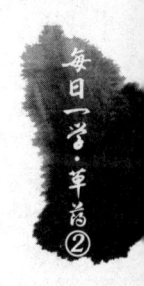

它的功效从头到脚,所以我们就按照从头到脚的顺序介绍。

眼疾

我们当地治疗流行红眼病,每家都有每家的招,有些流行红眼病晚上心烦气躁睡不着觉,所以必用的药是桑叶,桑叶管肺和肝。

在我们这边有一家人,家里就种有穿心莲,大家相继得流行红眼病的时候,他们家孩子得病最晚却最先好。后来大家都到他家里去找药。

我去问他这其中缘由,他告诉我,他只要看儿子眼睛红,就给他摘几把桑叶,几片穿心莲煮水,再调点糖,吃下去就好了。

退眼结膜炎,目珠肿胀痛就用穿心莲、桑叶。尤其是炎火导致失眠,心主火,火热瞀赤,穿心莲主之。

读者们需要记住一句话,所有火热瞀赤的疾病,眼睛发红、脾气大、舌头红、口干苦、脾气爆火用穿心莲。

所以我最早接触它的功效是治眼睛。

中耳炎

中耳炎,耳朵里化脓水,吃药到肚子里要到耳朵很难,那么就直接让耳朵"吃"药。

自制穿心莲消炎液。

将穿心莲捣烂,挤出绿色的水,点到耳朵里面。这就是百炎消，百种炎症都会消掉。

口腔溃疡

口腔溃疡，疮火像冒火山一样，用穿心莲做漱口方。第一步，把蒲黄煎水，穿心莲不要煎。第二步，用新鲜的穿心莲捣烂后拌在蒲黄叶里漱口。漱几下疼痛就能减轻，再漱几下就不痛了。

扁桃体发炎

扁桃体发炎这个病暴饮暴食、吃煎炸烧烤、胡吃海塞的人很容易得。因为肠胃一堵塞，咽喉就冒火。何以见得？肠胃开窍于咽喉管。

我在读高中的时候，学生们会常备两种药，一是三黄片，二是穿心莲片。原因是同学们吃了油腻的食物后，第二天准会咽喉痛，拼命喝水没有用，穿心莲吃下去就好。身体差的话，一次不能吃太多，会把胃吃寒，所以不建议过量食用。

疮痈

有几个孩子的手指经常生疮，或身上发疮毒。下面我把自己制药的方法分享给读者，不用去外面买药。普通的无名疮毒可以做一个"穿心莲牌消疮药"。

将穿心莲捣碎，然后和凡士林调在一起，这就是上乘的绿药膏！身上起脓头的、红红的、黄黄的、肿肿的包，

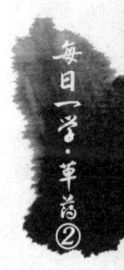

把这药抹上，等下就不痛，再等下它就平下去了。

它是脓疮的克星、毒热的杀手！

诸痛痒疮皆属心。心其味是苦，以苦来降心火，心火降则百疮消，所以这个是百炎净，百种炎症逢它都会干净。

肺炎

大叶性肺炎，肺部咳脓浊痰，咳吐不净。南方春夏天发病的人很多，尤其是春天，大叶性肺炎病人非常多，流行起来严重的会有高热症状。

这疾病原本我治不到，因为通常情况下病人会直接去医院。那位病人第一个想到的是来找我，说明比较相信我。看过病人后，我给他开四逆散合千金苇茎汤。

他口苦咽干得厉害，我让他回去找三黄片或穿心莲片吃，都可以降肺浊。他回去找到穿心莲片，吃下去两天就好了。

胃炎

急性胃炎、口臭、口干苦的这种胃炎，用穿心莲。如果是慢性胃炎，一般不用它，因为慢性胃炎多虚寒，急性胃炎多实热，"暴病多实，旧病多虚"。

如果病人自诉近日发病，我们摸脉象有力就给他泻火；如果自诉病程较长，肯定是抵抗力不足。我们先不管他是什么病，培补抵抗力要紧。

一个胃炎的患者说自己是幽门螺杆菌感染，但是吃了很多药还没好，病程一年多。我给他黄芪建中汤，里面没有一味药杀幽门螺杆菌，但是黄芪、姜枣吃下去后，他觉得胃很舒服。然后再一个月后，去检查幽门螺杆菌，没了。

幽门螺杆菌喜欢阴湿的胃寒环境，因此补足胃气，胃中暖洋洋的，它在那里待不住就会逃了。

腹泻

春节前后很多人因为暴饮暴食，肚子一下消化不了那么多食物，就会引起腹泻，但是你还排不干净。还有炎热在肠道里发酵。这时要把肠道壁的炎热也消掉。

这时用穿心莲加凤尾草，苦寒清火消炎热，你都不需要去吃其他的消炎药。

有些人喜欢吃辣。问病史时说排便时肛门灼热。"诸热瞀瘛，皆属于火。"穿心莲、凤尾草吃下去炎热消。

小便灼热

一位病人在喝完酒后，解小便时尿道口热辣辣的，好像被刀割一样。这种情况是喝酒过后酒毒酒热下攻，所以尿道口会有灼热感。

穿心莲煮水，一味穿心莲煮水加车前草，虽然难喝，但是药到病除。所以尿道炎症、急性炎症，用穿心莲一见效，不需要吃第二次。

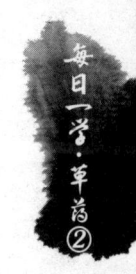

蛇虫咬伤

穿心莲，晒干，因为一般湿药带有水分泡酒后，酒会变质，抓一把（草医都是一下子抓一把不管计量多少）晒干以后泡在白酒里，要高度酒，泡好后就是毒蛇酒。一般的毒蛇咬伤、猫狗咬伤，局部容易溃烂、发炎、肿胀，可以涂这个药酒。药酒能消炎、解毒，这个就是最为出色的穿心莲药酒，而且做起来最简单。

局部鼓包涂上就行。这些包像火山一样，爆发了它才鼓起来，由火热引起，要找苦药降火。苦能降，苦能清，苦能泄。

当然你觉得一下配好很难，还有一种办法，在家里种一棵，捣烂后直接敷在疮口处，这就是毒热消。穿心莲它是性寒味苦，清热解毒，消肿止痛。

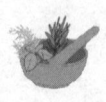

草药小贴士

穿心莲又名春莲秋柳，一见喜，榄核莲、苦胆草、金香草、金耳钩、印度草，苦草等。味苦，性寒，能清热解毒，凉血消肿。治急性菌痢，胃肠炎，感冒，流脑，气管炎，肺炎，百日咳，肺结核，肺囊肿，胆囊炎，高血压，鼻衄，口咽肿痛，疮疖痈肿，水火烫伤，毒蛇咬伤。

(1) 治细菌性痢疾、阿米巴痢疾，肠炎：穿心莲鲜叶10～15片。水煎调蜜服。

(2) 治急性菌痢、胃肠炎：穿心莲15～25克。水煎服，每日1剂，2次分服。

(3) 治感冒发热头痛及热泻：穿心莲研末。每次3分，日服3次，白汤送下。

(4) 治流行性感冒，肺炎：穿心莲干叶研末。每次5克，每日3～4次。

(5) 治支气管炎、肺炎：穿心莲叶15克。水煎服。

(6) 治大叶性肺炎：穿心莲30克，梅叶冬青50克，麦冬25克，白茅根10克，金银花25克。水煎，分2次服，每日1剂。

(7) 治百日咳：穿心莲叶3片。水泡，蜂蜜调服，每日3次。

(8) 治高血压（充血型）：穿心莲叶5～7片。开水泡服，一日数次。

(9) 治口腔炎，扁桃体炎：穿心莲干叶研末，5～7.5克。调蜜，开水送服。

(10) 治咽喉炎：穿心莲（鲜）15克。嚼烂吞服。

(11) 治急性阑尾炎：野菊花50克，穿心莲25克。水煎，每日2剂分服。

(12) 治热淋：鲜穿心莲叶10～15片。捣烂，加

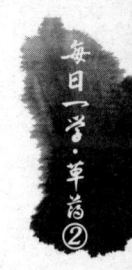

蜜，开水冲服。

(13) 治烫火伤，穿心莲干叶研末调茶油或鲜叶煎汤涂患处。

(14) 治阴囊湿疹：穿心莲粉30克，甘油100毫升。调匀涂患处。

第 27 日
刺苋

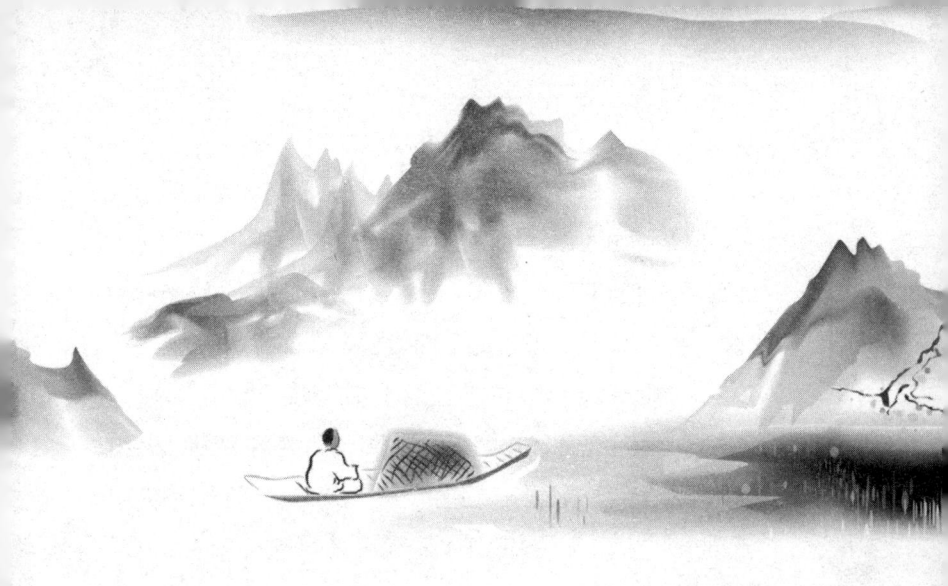

8月24日 晴转大雨 湖心亭公园

我们先复习穿心莲。穿心莲在民间也叫印度草，因为印度太热，极苦的药一般产生在极热的地方，所以用印度草来说明这种药的生长环境。热，需要用苦寒清火的药来消除，所以这味药，是极热地方的甘霖、露雨。

苦乃心之味，入心，心主血脉，不单主心脏血脉，五脏六腑的血脉都主。诸痛痒疮皆属于心，只要有痛苦，都跟心脏力量不够强大、血脉不够通畅有关。

泻火先活血，血活火易泻

一个肝炎患者，口苦咽干、头疼，刚吃过穿心莲和大黄，但是嘴里还苦。"泻火先活血，血活火易泻"因为血脉活起来，泄火药会加强，心主血脉，肝部周围血脉流通畅快，灼热很快就出来。我给他用龙胆泻肝丸，再加复方丹参片。才吃一次，口苦咽干、目赤肿痛就好了。

穿心莲，苦寒清热解毒，消肿止痛。它能清从头到脚的热毒；能消从里到外的肿痛，专门治诸痛痒疮，诸火赤盛。一个"莲"字代表莲子心；代表一个核心、中心；"穿"指穿透，它消毒消炎降火的作用能穿透。

眼睛痛，穿心莲加菊花，一两片穿心莲，加几朵菊花，眼睛一般的痛胀就消掉了。

耳朵痛，中耳炎你可以用穿心莲捣出汁液。找几棵穿心莲捣烂过后，把绿色的汁挤出来点到耳朵里，耳痛就能减轻。

口腔溃疡，穿心莲捣烂加蒲黄煮，含漱在嘴里。

咽喉炎，穿心莲三五片就行，配点桔梗，因为用药要有方向，不能乱打一通。穿心莲加桔梗，专消咽喉的毒热。

急性牙痛，爆火，穿心莲加一点大黄、薄荷，消牙火的效果很好。

咳嗽、支气管炎，首先要清楚穿心莲不给痰白、稀的病人用，痰黄、稠的病人才可以用；痰白但黏稠的也可用，因为黏稠为热，清稀为寒。

黏稠为热，举个生活中的小例子：煮粥的时候越到后期越黏稠，这个就是热，赶紧加水去稀释。

穿心莲加麦冬，就是最好清润肺部的药，穿心莲三五片，麦冬8～10克。

胃炎、胃痛，"消炎穿心莲，止痛金不换"。金不换是行气药、解表药、消食药。穿心莲是消炎药、下火药、清热药。

消化不良、肠炎，吃了带有脏垢、隔夜的食物积在肠道内，不能及时排出。排便肛门灼热或口中有热气，用穿心莲加凤尾草，这个药方叫肠炎消。

肝胆火热，最明显的表现是口苦咽干，目赤肿痛。小柴胡主之，但是小柴胡有人吃没有效果，因为做成冲剂，药力已经减弱了。这时摘三片穿心莲，用那个石臼捣烂后，与小柴胡汤一并服下，口苦咽干目眩就能消除。它的别名叫苦草，又叫胆草，入肝胆的力量很强，

尿道炎，小便时有灼痛感。穿心莲加车前草，一个利尿，一个消炎，基本上1棵车前草配上3片穿心莲，通治一切尿道炎。

穿心莲主伤口感染，毒蛇咬伤。

蛇虫咬伤的伤口容易发炎，虽然很多蛇、虫无毒，但是咬伤仍痛入骨髓。这时如果有穿心莲，抓一把捣烂过后敷在伤口处即可止痛。消炎止痛，消肿解毒啊，局部有伤口、疼痛、感染，你用药下去感染就扩散不了。

今天要讲的这味药身上带刺、红心最好，苋类，叫刺苋。读者可能会联想到苋菜，没错，苋类植物能拔毒。

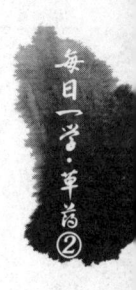

"有浆能拔毒，有刺能消肿，有孔可利水，有毛可祛风"。

疮痈

局部疮肿，用带刺的药可以把局部疮肿破开，就像刺破敌人营寨一样。但是破开后里面还有很多火，苦寒清火消炎热，这时再用穿心莲。两个药物配伍后可以最快地消除包块。

解毒止痒

带刺的药物都有透疹止痒的功效。

肝肾阴虚、津不上承所致口苦咽干可用麦冬、石斛、枸杞子治疗，如果用了枸杞子还没解决可以加刺苋。这个办法对更年期前后焦躁症也很管用。石斛、麦冬滋阴润燥，枸杞子补阴、补肝肾，加上刺苋，有刺带通。

口干有肝胆火，要找带刺的药。古人讲肝为五脏六腑之贼。它既然能够做贼，就能做大将军，一发怒五脏六腑都被殃及。

发怒的人用荆条治他，用竹竿、板来治不够，必须要用带刺的东西，打下去要见血。所有肝火旺、口苦，容易生气、跟别人较劲的人，你只用白花蛇舌草退不下来，白花蛇舌草你加点刺进去，就能退下来。

乙型肝炎病人的转氨酶居高不下，虽然转阴不容易，但降转氨酶可以很快。我用白花蛇舌草、刺苋、五味子这三味药。五味子主收纳，好像把它绑住，白花蛇舌草清热，刺苋疏肝，可以比作直接鞭打，这样气不会郁结于肝，向下进入大肠，最后排出体外。

腹泻

刺苋治疗热毒痢。刺苋治拉肚子越毒效果越好，尤其是排便次数多，便后肛门灼热。

古书有载，治赤白痢疾，刺苋头。

刺苋头即刺苋根，因为先有根才有苗叶，也就是下半截埋在土里的刺苋根。

新鲜刺苋根60～150克，水煎服。煮好过后，调点蜂蜜会好喝一点，甘能缓急，这样排便不会很急，减少病人的排便次数。

如果用了滋阴润肠的药治不了的便秘，刺苋可以。刺苋煮水是治疗老年人便秘的良药。

刺苋性甘凉，不是大寒，你如果便秘，虽然用大寒的药物可以泻几次，但是泻过后肠道的动力也随着泻出去了！

瘰疬

瘰疬又称老鼠疮，是生于颈部的一种感染性外科疾病。在颈部皮肉间可扪及大小不等的核块，互相串连，其中小者称瘰，大者称疬，统称瘰疬，俗称疬子颈。

单一味刺苋就专消瘰疬，新鲜刺苋100克左右，煮水。

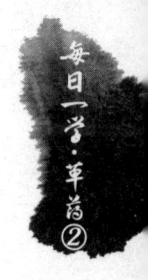

如果觉得药力不够再加岗梅。岗梅，也就是秤星树根，岭南十大名药之一，咽喉痛用它，刺苋、岗梅煮水兑点蜂蜜水一吃就好。

草药小贴士

刺苋别名簕苋菜、野苋菜、土苋菜、猪母菜、野勒苋、刺刺草、野刺苋菜、酸酸苋、刺苋菜。味甘性凉，入肺、肝二经，能清热解毒，利尿，止痛，解毒消肿，清肝明目，散风止痒，杀虫疗伤。治痢疾，目赤，乳痈，痔疮，胃出血，便血，痔血，胆囊炎，胆石症，湿热泄泻，带下，小便涩痛，咽喉肿痛，湿疹，痈肿，牙龈糜烂，蛇咬伤等。

(1) 治痢疾：鲜刺苋根50～100克。水煎服。

(2) 治肝热目赤：刺苋种子50克。水煎服。

(3) 治乳痈：鲜刺苋根50～100克，鸭蛋1个。水煎服。另用鲜刺苋叶和冷饭捣烂外敷。

(4) 治痔疮肿痛：鲜刺苋根50～100克，猪大肠1段。水煎，饭前服。

(5) 治蛇头疔：鲜刺苋叶和食盐捣烂敷患处。

(6) 治毒蛇咬伤：鲜刺苋全草50～100克，捣烂绞汁服。或鲜刺苋全草50克，杨梅鲜树皮15克，水煎调泻盐15克服。

第28日
艾叶

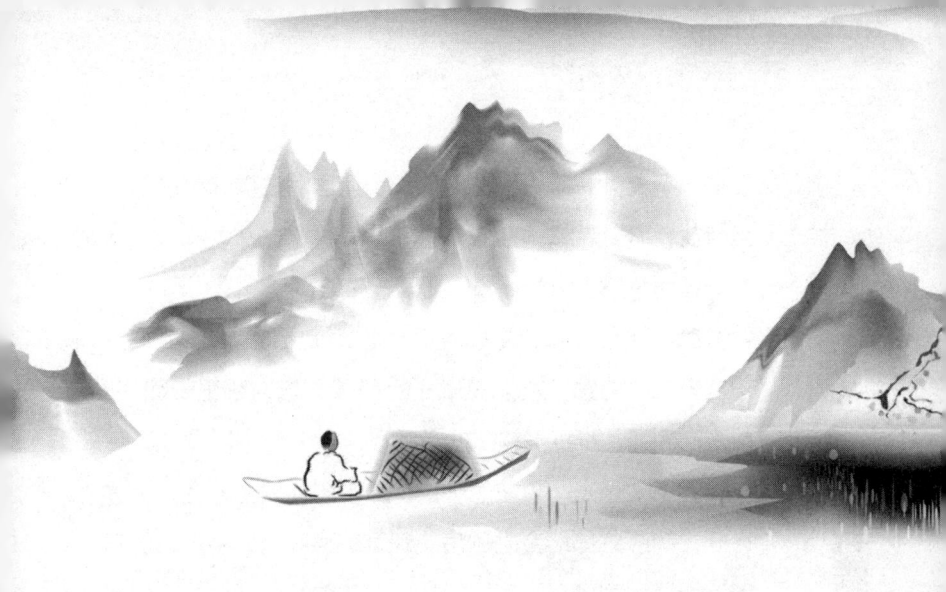

8月25日 晴 湖心亭公园

昨天讲到刺苋,它身上带刺能消肿,苦涩降火,一切火肿它都可以消。

身上长疔疮,用刺苋叶子捣烂,跟蜂蜜调在一起,敷在疮口上,能够消肿解毒。脚拇趾长疔疮,痛得不敢穿鞋,这时找仙人掌或刺苋,捣烂了敷上去,第二天就能好。

诸痛痒疮生于肌表,刺苋主之。

一个小男孩患湿疹,浑身抓得都是痒痕。用三味药,刺苋、犁头草(杠板归),有痒必用刺,有刺能止痒,带刺能祛风；艾叶，杀百种浊气。三个熬水后洗澡，可以加一点点盐，可以降浊。

牙痛是最可怕的牙痛，牙里长痈疮，鼓包。

第一种方法，用酸梅含在牙里，痈肿会变小。

第二种方法，用刺苋晒干后研成粉末，哪里长痈疮，粉末塞到哪。粉打得越细越好。

脖子上长出一粒粒的肿物，严重的会发生恶变。阴虚火旺，叫肝气郁结会生瘰疬。刺苋疏通肝气，善走，能开破。所以用刺苋开破能把咽喉周围的肿结破开。一般清热解毒的药只能清表面热毒，而刺苋开破后能够清到内部。

带下分为两种，一种是带下黄稠臭，一种是白色清稀。白带清稀的人煮125克白果吃。如果带下黄稠的人，这个时候白果加刺苋，新鲜的刺苋50～100克跟白果一起煮，专治黄臭、黄稠带下，阴道湿痒。关键在于用新鲜草药，因为它能杀毒止痒，利湿消肿。

凤尾草配刺苋。没有哪个急性腹泻，它治不了。

逢年过节暴饮暴食以后腹泻，采刺苋跟凤尾草各50～100克，用水煎服，吃下去好得很彻底。

刺苋加威灵仙。一般的胆结石，胆管里能排得出来，如果太大、时间长，方法要多变。普通的小石块，刺苋50～100克，加威灵仙10～20克。威灵仙，骨头碰之软如棉。如果喉咙被骨头卡住，用威灵仙煮水加点醋，喝下去骨头就软了。所以它也能软化结石。

中老年人下肢疮口溃烂，很容易发炎、疼痛。有一味药它可以消肿、消炎而且能够止痛，就是刺苋。捣烂以后塞在疮口周围，脓浊会被它拔出来，因为它汁黏腻，好像有浆一样，苋类有浆能拔毒！慢性下肢溃疡，用新鲜的刺苋根捣烂加点桐油，你敷在疮口上它就会退掉。

胃溃疡出血，刺苋一样可以治，你外面捣烂敷，你里面煮水喝，所以煮水喝30克左右，治疗胃、十二指肠溃疡出血。

今天要讲的这味药，即使没学医的人也知道。

这味药可以强身健体，对妇人来说作用不亚于人参、黄芪。我们当地人喜欢用这个药煲汤给贫血严重、胃口不好的人喝。

这味药是艾叶。用艾叶煲出来的汤有一股芳香味。

食积胃痛

艾叶有降浊阴、升清阳的效果。消食积退热的机制同鸡屎藤相同。自己家中制作艾叶一定要五月初五那一天采的艾叶，其他日子采的效果没有那么好。

有一句话，"当季是药，过季是草！"意思就是在最适合采摘的季节摘得的是药，过了季节它的药效就降低。

一位老先生传给我一个茶方。据他说这茶方在他家中传用了几代人。只要小孩肠胃不好、消化不好、容易感冒就给他喝这茶。

五月初五的艾叶，研磨得越粗越好，把它放到房顶晒干，晒两三次就干了。晒干后跟茶叶搅拌在一起，艾叶和

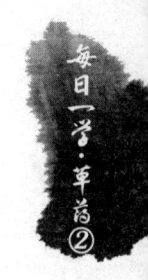

茶叶的比例为1∶1，混匀即可。

泡出来的茶水很好喝，尤其是肠胃内有积滞，伸出舌苔厚厚的这类人，泡茶喝几次舌苔就干净了。

艾叶，透诸经，逐寒湿。

感冒

普通感冒初起，如果你是觉得咽喉痛，用艾叶配薄荷各一把煎水。如果咽喉不痛，风寒感冒初起用艾叶配几片姜。

艾叶，服之能走三阴，而逐一切寒湿，转肃杀之气为融和。炙之能透诸经，而逐百种病邪，起沉疴之人为寿康。

头痛

头痛的人，吹到风就头痛，用艾叶15克左右煮水，里面加1个鸡蛋，喝汤后吃蛋。

皮肤瘙痒

艾叶是一味治疗皮肤瘙痒的良药，尤其是妇科炎症，霉菌性阴道炎最难治，因为虫菌会把皮肤蛀溃烂。这种情况下治炎症绝对不是消炎杀虫那么简单，务必要除湿热，虫非湿不生。

利用艾叶升清阳的特点，配合苦参、刺苋、百部一起煮水。煮完的水即上乘的消虫止痒洗液。如果能用新鲜的草药效果更好，捣出绿色的汁液。通治一切湿热皮肤疹毒。

一位小伙子，他大腿周围起湿毒，吃药不管用，我让他家里人用艾叶和刺苋熬浓水，越浓越好，熬好后清洗患处。

当口服药物不能直达病灶时，换外用药，这是治疗皮肤瘙痒的外治神法。

这种情况不是洗过一次就能好。煮水后要反复洗，洗三天就能退掉了。

草药小贴士

艾叶微苦辛，性温，能理气血，逐寒湿；温经，止血，安胎。治心腹冷痛，泄泻转筋，久痢，吐衄，下血，月经不调，崩漏，带下，胎动不安，痈疡，疥癣。

《别录》：主灸百病。可作煎，止下痢，吐血，下部䘌疮，妇人漏血。利阴气，生肌肉，辟风寒，使人有子。

陶弘景：捣叶以灸百病，亦止伤血。汁又杀蛔虫。苦酒煎叶疗癣。

网友分享：用艾叶治疗产后尿潴留效果很好。方法是将一大把艾叶煮水，水开十几分钟后将艾叶水倒入干净的尿盆中，产妇趁热坐在盆上熏，有尿就直接排在盆里。一般1次见效。

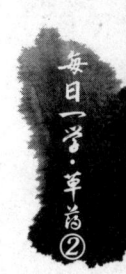

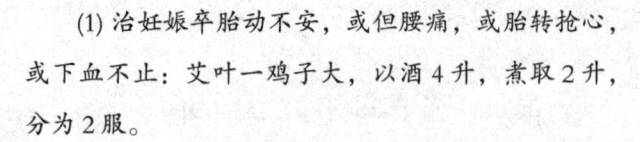

(1) 治妊娠卒胎动不安，或但腰痛，或胎转抢心，或下血不止：艾叶一鸡子大，以酒4升，煮取2升，分为2服。

(2) 治肠炎、急性尿道感染、膀胱炎：艾叶10克，辣蓼10克，车前80克。水煎服，每天1剂，早晚各服1次。

(3) 治气痢腹痛，睡卧不安：艾叶（炒）、陈橘皮（汤浸去白，焙）等份。上二味捣罗为末，酒煮烂饭和丸，如梧桐子大。每服20丸，空心。

(4) 治卒心痛：白艾成熟者3升，以水3升，煮取1升，去滓，顿服之。若为客气所中者，当吐出虫物。

(5) 治脾胃冷痛：白艾末煎汤服10克。

(6) 治湿冷下痢脓血，腹痛，妇人下血：干艾叶（炒焦存性）200克，川白姜（炮）50克。上为末，醋煮面糊丸，如梧子大。每服30丸，温米饮下。

(7) 治忽吐血一二口，或心衄，或内崩：熟艾三鸡子许，水5升，煮2升服。

(8) 治妇人崩中，连日不止：熟艾如鸡子大，阿胶（炒为末）25克，干姜5克，水五盏，先煮艾、姜至2.5盏。入胶烊化，分3服，空腹服，1日尽。

(9) 治功能性子宫出血，产后出血：艾叶炭50克，蒲黄、蒲公英各25克。每日1剂，煎服2次。

(10) 治鼻血不止：艾灰吹之，亦可以艾叶煎服。

(11) 治粪后下血：艾叶、生姜。煎浓汁，服三合。（《千金方》）

(12) 治妇人白带淋漓：艾叶（杵如绵，扬去尘末并梗，酒煮一周时）300克，白术、苍术各150克（俱米泔水浸，晒干炒），当归身（酒炒）100克，砂仁50克。共为末，每早服15克，白汤调下。

(13) 治产后腹痛欲死，因感寒起者：陈蕲艾500克，焙干，捣铺脐上，以绢覆住，熨斗熨之，待口中艾气出，则痛自止。

(14) 治头风面疮，痒出黄水：艾叶100克，醋1升。砂锅煎取汁，每薄纸上贴之，1日2～3次。

(15) 治湿疹：艾叶炭、枯矾、黄柏等份。共研细末，用香油调膏，外敷。

(16) 治盗汗不止：熟艾10克，白茯神15克，乌梅3个。水1钟，煎8分，临卧温服。

(17) 治痈疽不合，疮口冷滞：以北艾煎汤洗后，白胶熏之。

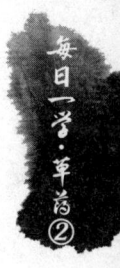

第29日
赤小豆

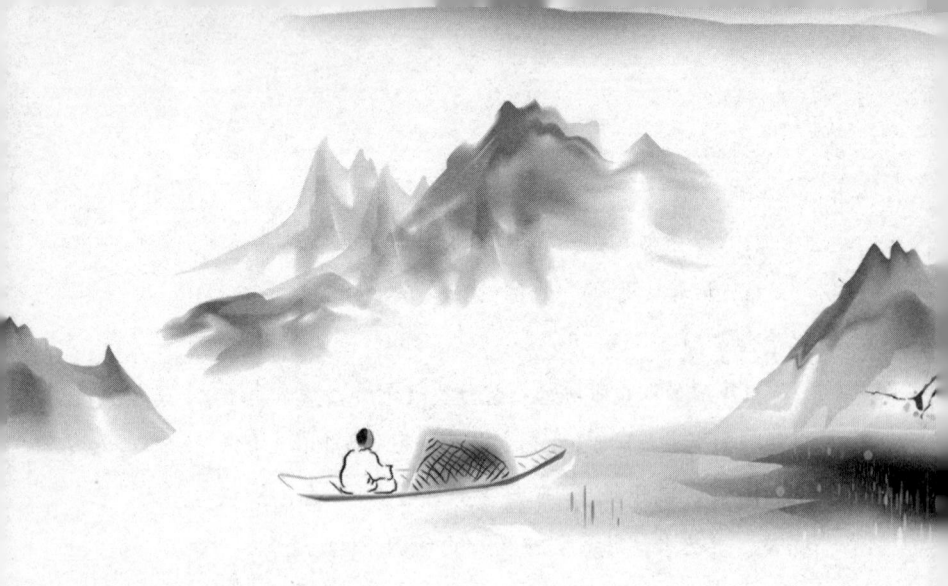

8月26日 晴 湖心亭公园

今天仍然先复习艾叶。

艾叶这味草药可以用一辈子来研究!

孩子感冒了就用艾叶和生姜煮水给孩子喝,再给他在后背做刮痧。风热感冒,艾叶配薄荷或绿茶;风寒感冒,艾叶配生姜,配合背部捏脊、刮痧,大椎穴周围揉得红红的,鼻孔马上打开,寒气就赶跑了!

百病先开毛孔开窍。

虚人感冒,身体虚得很厉害,反复得病。用仙枣艾叶汤。仙鹤草20～30个加7枚大枣，治疗脱力百病。

什么叫脱力百病？即体力不够，容易着凉、感冒；舟车劳顿又容易咳嗽。这种体虚百病先找此方，虚劳名方。江浙一带都知道，如果最近感觉体力透支，很疲累，要找这个药。

痢无止法，有人腹泻不止，甚至吃了止泻药都止不住。

腹泻因为胃肠吸收了脏东西，如果不排干净它是收不住的。这类病肠壁黏腻，我们需要一两味药把肠积清理出来。

艾叶、山楂、陈皮煮水后加红糖。这个药方寒温配合，艾叶暖中，陈皮行气，山楂酸敛，敛涤污脓。

艾叶、刺苋配一包针，治疗皮肤瘙痒。皮肤瘙痒的病人要戒腥，带血的东西要少吃，也就是多摄入植物蛋白。

小儿多动急躁，用艾叶炒饭，吃下去身体又有能量而且又不会躁，而且还能长得壮长得高。

有些人老是笑不出来很郁闷，很苦。用艾叶、玫瑰花、大枣，这三味药，补气升阳。艾叶让人有阳光，玫瑰花让人气舒坦，大枣让人有力量！有力量有阳光气又很舒坦，自然笑口常开。

有些人的手上莫名其妙地起疙瘩，或者受伤后留下的瘢痕。这时可将艾叶揉烂，在瘢痕处、肿结处用力反复擦拭。古籍有载：治疗痈肿疙瘩初起，新鲜艾叶捣烂擦敷。

成年女性偶有月经量大、功能性子宫出血。出血量很大而且肚子痛。用五月份新鲜艾叶的根，切碎后炒至焦黄

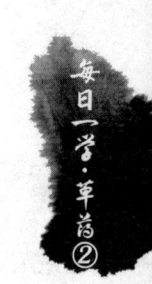

后加醋和水各一半，煮成汤水喝下去，可止血。醋能收敛，艾叶暖宫止血。

妇女月经量多，用生姜、艾叶切碎后炒鸡蛋，吃下后月经量就会慢慢收住。另一个方法是将艾叶烧炭，放5～6克艾叶炭。血遇黑则止，大部分凉血、止血药烧炭后效果翻倍。根据五行学说，血，红色属火；炭，黑色属水，水能克火，所以黑能止血（牙龈出血，将凉血药，如白花臭草、墨旱莲、小蓟、大蓟等烧炭，敷在出血点，炭灰渗下去后血止）。

艾叶是妇科要药。

艾叶治疗痛经的效果不可思议！特别是肚子凉冷的痛经是最顽固的。用生姜、大枣、艾叶煮水可治痛经，或浓煎艾叶加艾附暖宫丸一起用，吃下去两个月以后，她就说她的痛经已经没那么厉害了！艾叶苦温降浊，辛温散寒。

用艾叶泡脚治疗寒湿效果最佳。中老年人腿脚沉重，艾叶加花椒一把熬浓水。此法可暖肾驱寒、暖胃止痛、暖腰除湿。泡半个月可以上楼梯，不怕出门了。这个方法是我从京城四大名医施今墨先生那里受到启发得来。

有些人吃寒凉的食物后肚子冷痛，平时又上火，口腔溃疡、咽喉痛，这种是身体虚寒，又上火，典型的上热下寒，所以上面清热，下面扶阳。

清热用黄连上清片，但不要吃过量；扶阳用艾叶泡脚。通过艾叶泡脚达到升阳之功，升阳后胃才有力量抵抗寒冷。

如果遇到寒热夹杂，下面要暖肾暖腰脚；上要清火清热，上下并治，这个方法与内外兼治略有不同之处。

艾叶饼是妇女坐月子的最理想点心。用艾叶打成浆加糯米粉做成艾叶饼，口感又香，且不会有苦涩的味道，吃完齿间还留有香气。

艾叶饺，用艾叶做饺子也一样。艾叶要选择嫩一点的嫩心，做饺子馅时同其他菜剁在一起吃下去。普通饺子吃了容易撑，用艾叶饺子就不撑，艾叶饺子反而能治厌食挑食。

昨天我把消积茶的配方分享给大家了，这是最简单的消积茶配方，你们家里只要有茶叶就做得成。

小孩子肚子痛、胃肠有积、厌食、怕油腻、易腹胀且易感冒，就用艾叶茶。

今天讲一味超级药食之品，我用这味药治好了很多例老年人脚肿。这时一个食疗方且与其他药不相冲突。

这个药是赤小豆。

心力衰竭

你们绝对不要因为赤小豆小就忽略掉它。它利水，能够排心、肾、肝中多余的水湿。

黄芪100克，赤小豆100克，煮水。

一位病人在医院检查出心力衰竭，黄芪补心肺力量，赤小豆入血入心，通过利尿，把水排出体外。病人把这两味药搭在一起吃半个月后，腿肿消掉，能够走路了。

老年人慢性脚肿，不需要用很多很复杂的东西，用黄

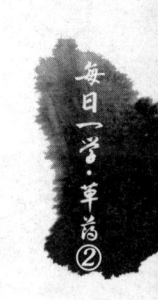

芪、赤小豆或者加陈皮行气即可。

赤小豆主水肿、脚气。

南方湿气重，除湿最好且没有伤害，就用赤小豆。一般利湿的药都伤身体，但赤小豆能补益利湿，不伤身体且最为平和，所以是食疗妙方。

慢性病体虚

所有慢性病到后期都会脾肾两虚、气血不足，因此我们要补脾肾、益气血，而且不上火、好消化。

五红汤可以用在癌症放化疗后及体虚百病。

第一红，红枣。红枣号称"枣中王"。红枣滋阴，枣放半年掰开后里面还是软软的、腻腻的。普通的果放那儿，早就晒干了。所以它养阴的效果非常好，可以用在血细胞减少等病症。

第二红，红衣花生。虽然普通花生也管用，但红衣花生它偏入血，效果更佳。慢性病后期一定要补血，所以红衣花生、红枣心脾并补。

第三红，赤小豆，也叫红豆。红枣红衣花生吃多了会腹胀，加赤小豆后药就会带有流动之性。赤小豆能帮助消化你吃进去的补力。

第四红，枸杞子，又叫红果。你看它挂在枝头都是鲜红的，很灿烂，所以红色的枸杞子再加进来是四红。疾病后期若只是脾虚只用大枣花生即可；若肾虚加枸杞子、赤小豆。

第五红，红糖。红糖的作用是调一下口感。

全身乏力

家里有虚劳老人，读者们偶尔煮赤小豆给他吃；你最近疲劳了也吃这个。

脚气脚肿

有一位阿叔经常捕鱼跟水打交道而且喜欢吃鱼，后来脚气脚肿。

他戒掉鱼肉后，我给他用赤小豆、紫苏叶。赤小豆煮浓汁越浓越好，到煮好后再加几片紫苏叶。紫苏叶能解一切鱼蟹毒，所以经常跟水打交道的人要常吃紫苏叶，或者经常住在水边的，电站旁边的要吃紫苏叶赤小豆汤；经常跟火打交道的人要吃沙参、麦冬，像打铁的工人。所以我们经常电焊、做伤眼睛的工作或长期用电脑的人要常吃桑菊饮。

赤豆紫苏叶汤在古籍上有记载，吃完后渔农腿脚轻快，脚肿消掉，这个对糖尿病都有好处。

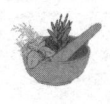

草药小贴士

赤小豆，味甘，性平。健脾利湿，散血，解毒。用于水肿、脚气；产后缺乳，腹泻、黄疸或小便不

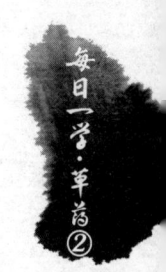

利；痔疮，肠痈。

(1) 赤小豆治水肿坐卧不得，头面身体悉肿：桑枝烧灰、淋汁，煮赤小豆空心食令饱，饥即食尽，不得吃饭。

(2) 赤小豆治食六畜肉中毒：烧小豆1升，末，服3方寸匕。

(3) 赤小豆治卒大腹水病：白茅根一大把，赤小豆3升，煮取干，去茅根食豆，水随小便下。

(4) 赤小豆治风瘙瘾疹：赤小豆、荆芥穗等份，为末，鸡子清调涂之。

(5) 赤小豆治水肿从脚起，入腹则杀人：赤小豆1升，煮令极烂，取汁4～5升，温渍膝以下；若已入腹，但服小豆，勿杂食。

(6) 赤小豆治妇人催奶：赤小豆酒研，温服，以滓敷之。

(7) 赤小豆治脚气：赤小豆5合，葫1头，生姜（破碎）1分，商陆根（切）1条。同水煮，豆烂汤成，适寒温，去葫等，细嚼豆，空腹食之，旋旋啜汁令尽。

(8) 赤小豆下乳汁：煮赤小豆取汁饮。

(9) 赤小豆治脚气气急，大小便涩，通身肿，两脚气胀，变成水者：赤小豆0.5升，桑根白皮（炙，锉）100克，紫苏叶茎叶（锉，焙）1握。上三味除小豆外，捣罗为末。每服先以豆1合，用水5盏煮熟，去豆，取汁2.5盏，入药末4钱匕，生姜1分，拍碎，煎至1盏半，空腹温服，然后择取豆任意食，日再。

(10) 赤小豆治舌上忽出血，如簪孔：小豆1升，杵碎，水3升，和搅取汁饮。

(11) 赤小豆治伤寒瘀热在里，身必黄：麻黄（去节）100克，连轺100克，赤小豆1升，杏仁（去皮、尖）40个，大枣（擘）12枚，生梓白皮（切）1升，生姜（切）100克，甘草（炙）100克。上八味，以水1斗，先煮麻黄再沸，去上沫，纳诸药，煮取3升，去滓，分温3服，半日服尽。

(12) 赤小豆治小儿重舌：赤小豆末，醋和涂舌上。

(13) 赤小豆治急黄身如金色：赤小豆50克，丁香1分，黍米1分，瓜蒂0.5分，熏陆香5克，青布（烧灰）15厘米，麝香（细研）5克。上药捣细罗为散，都研令匀。每服不计时候，以清粥饮调下5克；若用少许吹鼻中，当下黄水。

(14) 赤小豆治腮颊热肿：赤小豆末和蜜涂之，或加芙蓉叶末。

(15) 赤小豆治肠痔大便出血：小豆1升，苦酒5升，煮豆熟，出干，复纳清酒中，候酒尽止，末。酒

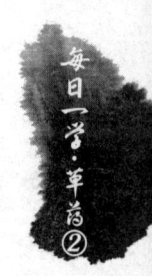

服方寸匕，日3次。

(16) 赤小豆治小儿天火丹，肉中有赤如丹色，大者如手，甚者遍身，或痛或痒或肿：赤小豆2升。末之，鸡子白和如薄泥敷之，干则易。一切丹并用此方。

(17) 赤小豆治热毒下血，或因食热物发动：赤小豆杵末，水调下方寸匕。

(18) 赤小豆治大小肠痈，湿热气滞瘀凝所致：赤小豆、薏苡仁、防己、甘草，煎汤服。

(19) 赤小豆治疽初作：小豆末醋敷之，亦消。

(20) 茅根赤豆粥：鲜茅根200克（干品用50克）洗净，水煎半小时后去渣，放入粳米200克，同煮粥服食，可治水肿，小便不利等症。

(21) 赤豆粥：赤豆30~50克，水煮至半熟，放入粳米100克同煮粥，以淡食为宜，加白糖调味食用亦可。有健脾益胃，清热解毒，利水，消肿，通乳作用。适用于水肿病，下肢湿气，小便不利，大便稀薄，身体肥胖，产后乳汁不足等症。

配伍

赤小豆配赤茯苓，清利下焦湿毒力大，可用于湿热蕴结小便不利，尿血，下肢浮肿，或泻痢；赤小豆配商陆，逐水除胀，常用于水肿胀满等症；赤小豆配当归，渗湿清热，活血行瘀，使热去湿除则出血自止，可用于湿热便血，腹痛，尿血；赤小豆配麻黄，二药均可利水，但赤小豆清热利湿而消肿，并能解毒，麻黄宣畅肺气下达膀胱而利水，相配有宣肺利湿，清热功效；赤小豆配连翘，既能解心经之火，又利湿热而解毒，可用治湿热内蕴之黄疸，湿热下注之淋症，妇科盆腔炎急性发作和产后高热；赤小豆配鸡子白，调涂治热毒痈肿；赤小豆配白茅根，在增强利水消肿的同时，还有一定的凉血通淋之功，可用于水肿，脚气浮肿，小便不利，淋闭尿血等症；赤小豆配鲤鱼，治脚气及大腹水肿；赤小豆配瓜蒂，酸苦涌泄，催吐作用甚捷，又得赤小豆护中保胃气，使快吐不伤正，可用于痰涎壅塞胸中，宿食停滞上脘而泻痢不能及者。

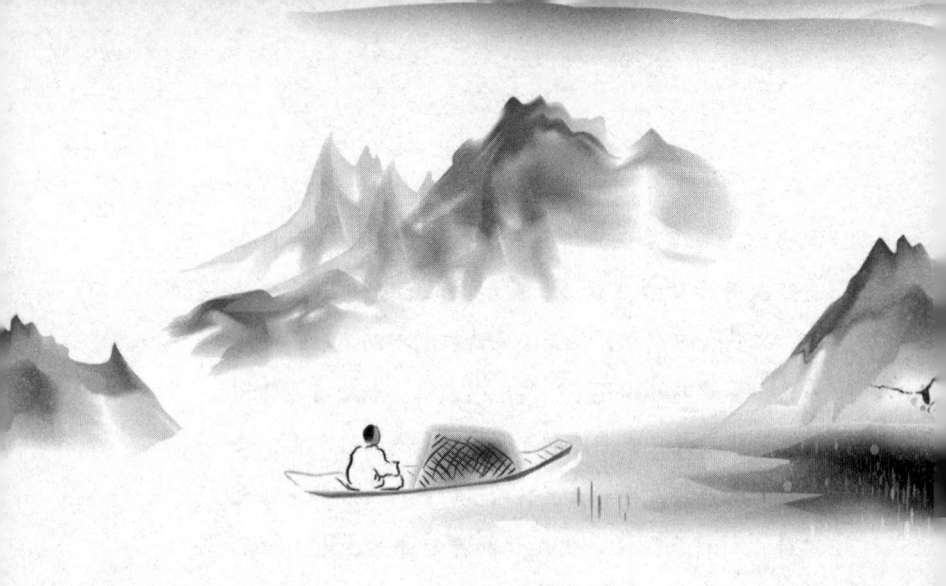

第30日
半枝莲

8月27日 晴转大雨 湖心亭公园

　　昨天我们学习的药是赤小豆。

　　它是脚肿者的福音、疲倦者的希望。赤小豆可以利水消肿，让人觉得轻松，黄芪配赤小豆让脚行走轻快；消肿解毒，吃了含有农药化肥激素残留的食物后，赤小豆绿豆煮水可以解毒。绿豆偏解肝毒，赤小豆偏解心毒。赤红入心色青入肝也！

　　分享给大家一个保健汤方：三豆饮。赤小豆、绿豆、黑豆煮水。黑豆利腰肾水湿，绿豆利关脉肝胆，赤小豆利寸脉心脏。所以红、绿、黑对应心、肝、肾即利上中下三焦水湿。

孩子感冒发烧初起,三豆饮喝下去利尿,尿通,水道通,热消,好比一块烧红的铁,想让它迅速冷却,放到水里后热就被带走了。

以水退热,让有形的阴分可以把无形的阳气带走。退高热就少不了利水利尿的药,这就是赤小豆。

因赤小豆能行血排脓浊,所以疮肿肿毒用它。像肠道里的肠痈,慢性阑尾炎,食疗用赤小豆、薏苡仁。两味都能够排脓浊,既可以当粮食吃,也可以当药用。

赤小豆对身上的荨麻疹、湿热、黄疸效果也很好。

《伤寒论》中有一个方名:麻黄连翘赤小豆汤。张仲景都很赞叹这个方。

汤名里用三味药代表三个法。

麻黄开表,表不闭身不痒,表一开痒痛就减。连翘,诸痛痒疮皆属于心,连翘入心,清心除烦,心不烦,痒就减。赤小豆,利水,除去的浊水肯定要排出体外,不能留在体内。它让你的血脉变得干净、清洁。所以麻黄、连翘、赤小豆汤三味药结合在一起有治疗皮表湿热、瘙痒的效果。再配合桑白皮、杏仁、生姜、大枣这几味药,就是麻黄连翘赤小豆汤的用法。

民间有一个药方,他们用这个食疗办法救过很多人。

用大量的赤小豆,250～500克和鲫鱼一起煮,治疗各种腹水后期肚子鼓胀排水不利。

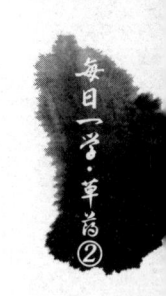

昨天讲到慢性肾炎的保健方，现在慢性肾炎病人越来越多。原因是尿毒，小便里的毒来自血脉，所以要清洁血脉。小便清澈后肾部的压力才会减轻，炎症才会消退。

一位蛋白尿的患者，药吃完了来找我，我给他开了一个食疗汤方。

用黄芪、赤小豆煮水，黄芪主固尿中精华，而赤小豆把浊水排出去。这是个非常安全、平和的组合。

今天我们讲的这味草药是半边莲，它有一个别名叫"韩信草"。传说当年韩信受胯下之辱被打得吐血，然后有个老阿婆看了不忍心，拔这种草熬水给韩信喝了，命救回来了，血止住了也没留下后遗症。

这味药有三大功效。

第一，清热解毒，局部跌打伤或热火上炎，它可以解。

第二，活血化瘀。局部脉堵塞，它可以活利开。

第三，利尿消肿。身体有些肿块疮肿，它可以利解。

半枝莲的外观只长了一半，一半长叶子，另一半是空的，有点类似单片牙的性质，所以叫半枝莲，它的花开得很漂亮。

咽喉肿痛

咽喉肿痛严重得痛到讲不出话。半枝莲30克，射干10克煮水。只用半枝莲去解毒，它是漫无目的的，加射干就等于用药时瞄准到咽喉。即使咽喉肿痛、沙哑，水都吞不下，还是要用水煎服再兑点蜂蜜，可以解毒、润肠。这就是用药物灵活之处。

扁桃体发炎

威灵仙、半枝莲跟金银花三味药，是治疗顽固扁桃体炎的特效药。新鲜的半枝莲50～100克，新鲜的金银花20克再加威灵仙。威灵仙治疗骨鲠在喉，可以化开咽喉积块。

乳腺炎

乳腺炎早期，新鲜半枝莲捣烂，敷在患处，炎症就会退下来，如果没有半枝莲可以用墨旱莲。墨旱莲也能够凉血解毒啊，对于早期急性乳腺炎效果非常好！

肝炎

提到小三阳、大三阳，急性慢性肝炎时，少不了三味药，半枝莲、田基黄各30克，车前草10克。车前草可以把肝毒向膀胱驱赶最终随尿液排出。

半枝莲、田基黄、车前草这三味药对降转氨酶效果非常好，并且治疗口苦、咽干。

一位喜欢喝酒的病人患有肝硬化，转氨酶高伴有口苦、口臭。我给他开葛根、田基黄、半枝莲、车前草和溪黄草，这五味药专门退肝内的毒浊。

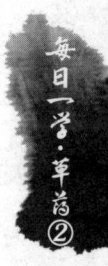

腹泻

夏日或逢年过节，很多人都因暴饮暴食引起腹泻。治腹泻用凤尾草配半枝莲或艾叶或地胆头。湿热、毒热拉肚子必用凤尾草，如果加半枝莲解毒热的效果会更强！

烧伤、烫伤

用紫草、半枝莲煮水后洗创面，如果烧伤厉害，血脉毒热炽盛就喝几口汤水。紫草是治烧伤最厉害的一味药。紫草烧伤膏，紫色的草是降血毒良药。

毒蛇咬伤

一旦被毒虫、毒蛇咬伤，立即用身边的材料将患肢绑扎，用那个刀把伤口划大后用火灼烧咬伤处。毒液中蛋白质一经加热后会变性，使其失去毒性。这样一来我们化毒蛇咬伤为烫伤再来治。下一步，找半枝莲或半夏。半枝莲可能不是很好找但是半夏在南方田里很多，拔出来捣烂后和酒拌在一起，敷在患处。

无名肿毒

有人脚、膝盖、后背、下巴、头上都会长很多小脓包。用半枝莲配半夏，捣烂后调酒，敷在患处。

草药小贴士

半枝莲味辛微苦，性平，无毒。有清热解毒，活血化瘀，消肿止痛，抗癌之功效；治阑尾炎、肝炎、胃痛、早期肝癌、肺癌、子宫颈癌、乳腺炎等；外用治疗疔疮、跌打肿痛等症。此药民间用量较大。

(1) 治吐血咯血：鲜半枝莲50～100克，捣烂绞汁，调蜜少许，炖热温服，1日2次。

(2) 治尿道炎及小便血尿疼痛：鲜半枝莲50克，洗净煎汤，调冰糖服，1日2次。

(3) 治热性血痢：半枝莲100克，煎服。

(4) 治痢疾：鲜半枝莲150～200克，捣烂绞汁服，或干全草50克。水煎服。

(5) 治肝炎：鲜半枝莲25克，红枣5个。水煎服。

(6) 治胃气痛：干半枝莲50克，猪肚或鸡1只。水酒各半炖熟，分3次服。

(7) 治咽喉肿痛：鲜半枝、鲜马鞭草各40克，食盐少许。水煎服。

(8) 治咽喉炎，扁桃体炎：半枝莲、鹿茸草、一枝黄花各15克。水煎服。

(9) 治肺囊肿：半枝莲、鱼腥草各50克。水煎服。

(10) 治蛇头疔，淋巴腺炎：鲜半枝莲50～100克，

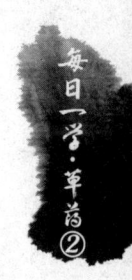

调食盐少许,捣烂外敷。

(11) 治背痛:鲜半枝莲根捣烂外敷,留出白头,1日2次。另取全草50克水煎服4次,排脓后,用根捣汁滴入孔内,用纱布包扎,1日2次。

(12) 治跌打损伤:半枝莲捣烂,同酒糟煮热敷。

(13) 治毒蛇咬伤:鲜半枝莲,洗净捣烂绞汁,调黄酒少许温服,渣敷患处。鲜半枝莲、观音草各70克,鲜半边莲,鲜一包叶各300克,水煎服。另取上述鲜草洗净后加食盐少许,捣烂取汁外用。

第31日
白花臭草

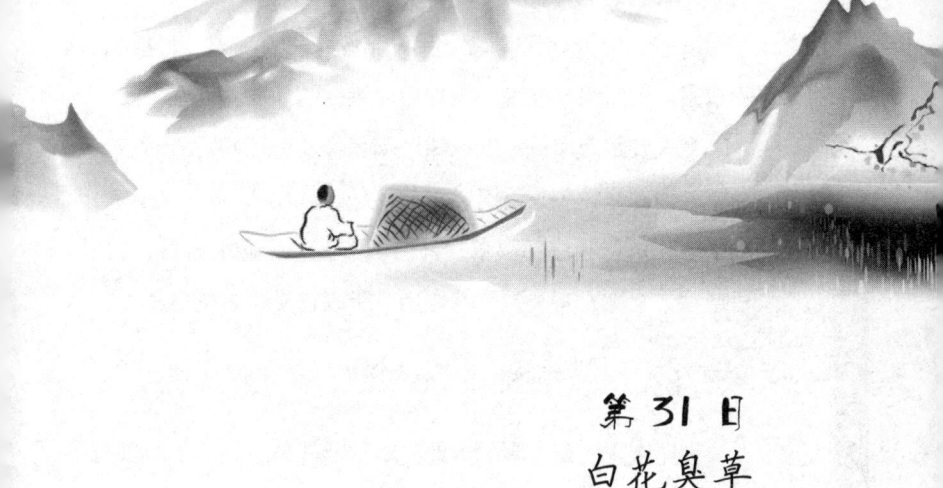

8月28日 晴 湖心亭公园

昨天讲,"识得半枝莲,可以伴蛇眠"。今日先复习半枝莲,它是蛇药,蛇药一般可以通治皮肤恶疾,治疗恶症。除了蛇毒,人体的湿毒、热毒、火毒、燥毒,它都可以解,所以这味药它非常不简单。

它清热解毒、利尿消肿,联合射干一起可以治咽喉痛,直接捣烂外敷治疗疮肿,像乳腺炎造成的局部红肿热痛。

还有普通人不知道它在伤科中的作用。

我们当地有一个伤科医生,他以前专用半枝莲,现在少用了。因为，这味药越来越难采到，除草剂所过之处，很难再长出这些奇花异草。

以前，他告诉我，有一例胸部被打伤的病人，气都喘不过来。他就采半枝莲，捣烂后兑酒就给他喝，就好了。

今天要跟大家分享的这味草药号称"百草油"，我们五经富遍地都是，一天就可以采几百斤。

这味草药叫白花臭草。开白色的花，味道很芳香，它有野藿香之称，有类藿香的作用，所以它又叫白花香草。

出血

它还叫止血草，我们当地又叫它胜红药。

我小时候最早接触这味药，就是手被刀割伤的时候，当时止血贴很难买得到，家里的老人马上到墙角边拔了一棵，把叶子揉烂敷在伤口处。然后等三分钟，不流血了。

白花臭草能够制成超级止血药。把它晒干后磨成粉，外伤出血就外敷。假如胃出血，就内服，一个小时以内不能喝水，血就能止住。

白花臭草止血有四个特点，不痛、不留瘀、不留疤、不发炎。

肿痛

暑期班的时候，有个小娃子膝盖伤了，他说以前膝盖就受过伤，现在还没有好。

我说，拔几根白花臭草，揉烂了，不断地擦膝盖。因为它芳香能活血，芳香能解毒，又清凉可以消肿。

他的膝盖一天比一天好，连续三个晚，他告诉我不痛了。

所以，我们将来会开发一款百草油，就是白花臭草捣烂之后跟凡士林一调，保质期就七天或者十五天。

脓疮痈疽

小孩子一长脓疮就会呱呱哭叫，不用担忧，白花臭草捣烂，加一点蜂蜜，敷在患处，包好，到晚上脓疮就蔫了。

糖尿病病人下肢溃烂，初期时找白花臭草捣烂加蜂蜜，局部外敷，创口会慢慢长好。

感冒初起

感冒发热咽喉痛，白花臭草30～50克，薄荷10克，一起煮水。这些新鲜的草药，只要煮熟了就好，别煮太久，就像红薯叶焯水一样。小孩子感冒发热咽炎初起，用白花臭草、半枝莲或是墨旱莲加蜂蜜治疗。

另一种风寒感冒，项背僵，鼻子流清涕。高村有一个小孩子感冒了就是这个症状。去田里拔出整棵白花臭草拿来煮水，加点姜丝进去，早上吃了中午就好了。

落枕

它对落枕也有作用，白花臭草加葛根，各30～50克煮水喝治落枕。

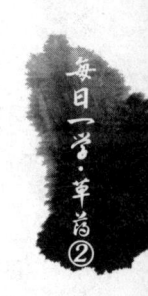

鼻炎

它对于鼻炎功效奇特，类似于苍耳子芳香开窍和藿香芳香除湿的作用。所以鼻塞日久，苍耳子加白花臭草就能治疗。

中耳炎

白花臭草对耳朵痛、耳朵流脓水有效。可以把白花臭草榨汁，滴耳朵。

急性扁桃体发炎

还有急性扁桃体发炎，话都讲不出来。白花臭草捣汁后，加半枝莲，一起捣成汁，兑一点蜂蜜喝下去，炎症消了，热也退了。

肾结石

白花臭草堪称是百搭，它跟各种草药都能搭配。有一个结石的病人，他煮海金沙，连喝了十几天，都没有效果。

我说，只有利尿没有开窍，石头排不掉，不如加上白花臭草一起煮水。白花臭草把闸门打开，海金沙才能通过利尿把石头冲走。

吃了以后，排出米粒大小的七八个结石，所以只要尿道口能排出来的石头，我们都有办法。

腹胀

去年爬山的时候，大量的孩子喝了山泉水后腹胀。

我说，正好教你们消胀药。白花臭草捣烂后，敷在肚脐上，边走边好。如果效果不理想，捣烂后揉成一个鸡蛋黄大小的球，叫孩子们嚼吞了。

白花臭草浑身长毛，有毛能祛风，不管是风寒头痛，还是受风后的腹胀，都能治疗。

瘙痒

它既然能祛风，就能治痒。

我们在珍仔围义诊的时候，有一个老阿婆脚部痒得很厉害。我说，用几味药煮水洗脚。我说，犁头草，她不知道。我又说，两面针，她也不知道。

我们当地，治疗蛇虫咬伤或者瘙痒，常用两面针泡的酒，擦洗局部。她居然都不知道，只能叫她去采她认识的白花臭草，熬成浓汤洗脚。三天后基本就好了。

我说，你以后不要再吃鱼、豆腐乳了。许多瘙痒的病人吃了这些会加重。

泄泻

白花臭草芳香化湿，所以普通的吐泻、腹胀、食物中毒，白花臭草加生姜，煮水喝下去，病痛就消失了。

急性胃痛

急性的胃痛时，嚼7片白花臭草的叶子，吃下去痛就好了。所以治疗急性胃痛的小方法，就在田边山脚。

草药小贴士

别名：胜红蓟（通称）、白花臭草、白花臭风草、白花臭地文（潮汕）、臭风仔（汕头、南澳、揭阳）、猫屎草、臭卢草、藿香蓟（南澳）、咸虾花（广州）、白花草、白咸虾花（新会）、藿香蓟、咸虾花、臭垆草（福建）。

味辛、微苦，性温，气芳香。根味淡性平。有祛风清热、止痛、止血、排石的功用。主治上呼吸道感染、扁桃体炎、咽喉炎、急性胃肠炎、胃痛、腹痛、崩痛、肾结石、湿疹、鹅口疮、痈疮肿毒、蜂窝织炎、下肢溃疡、中耳炎、外伤出血等症。

(1) 治感冒发热：胜红蓟根水煎，冲红糖服。

(2) 治口腔黏膜感染白色念珠菌（鹅口疮）：胜红蓟、生地各15克，板蓝根10克，金银花12克，甘草3克，水煎服。

(3) 治痢疾：胜红蓟30克，土黄连、细号乳仔草、猪母菜各15克，水煎服。

(4) 治急性扁桃体炎：胜红蓟、六角英、叶下红各30克，水煎服。

(5) 治胃溃疡、急慢性腹痛：胜红蓟煅存性，研末装瓶备用，每服1.5克，每日1次，嚼服，在半小时内不喝水。镇痛作用良好。

(6) 治口腔溃疡：胜红蓟15克，艾叶10克，水煎，含漱，每日8～10次。

(7) 治皮肤湿疹：胜红蓟全草水煎外洗。

(8) 治皮肤溃疡：胜红蓟500克，仙人掌花250克，加水4000毫升，煎至1000毫升，冷却后外洗或用棉签蘸洗患处。

(9) 治痈、疔、疮红肿未化脓期：胜红蓟全草适量，洗净和酸饭，食盐少量共捣烂，敷患处。

(10) 治中耳炎：鲜胜红蓟适量捣烂，取汁滴耳内，每日2～3次。

(11) 治臁疮：鲜胜红蓟适量，蜜少量共捣烂外敷患处。

(12) 治外伤出血：鲜胜红蓟适量捣烂，外敷患处。

(13) 宫颈癌：白花蛇舌草30克，白花臭草30克，半边莲30克，七叶一枝花60克，蓖麻子60克，黄柏30克。捣烂用于敷贴或取其鲜汁配药散外用，或制成浸膏，连续患处外用敷贴，能使症状消失，宫颈光滑。

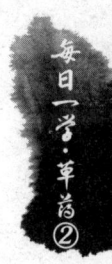

(14) 淋巴肉瘤：白花蛇舌草30克，白花臭草30克，半边莲30克，七叶一枝花60克，蓖麻子60克，黄柏30克。捣烂用于敷贴或取其鲜汁配药散外用，或制成浸膏，连续患处外用敷贴，能使症状完全缓解或症状消失。

第 32 日
咸酸草

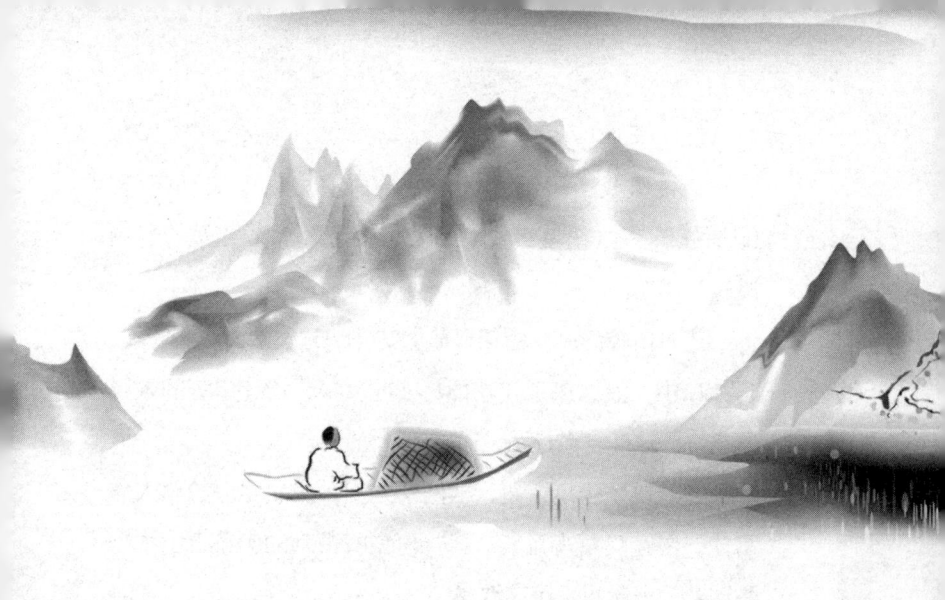

8月29日 晴 湖心亭公园

　　常用的草药不过三四百味,如果学习一年半载,已经可以成为草药界的高手了。有的时候不在于你学了多少,而在于有没有吸到精髓。

　　就拿我们昨天讲的白花臭草来说,这味药据说是非洲、美洲的土著人用来止血、消炎、止痒的草药。

　　白花臭草,还有一个厉害的别名叫毛麝香,是草界的麝香,无处不达,带毛又说明它有开窍的作用,可以开喉窍。

扁桃体炎，单用下火药效果未必好，但加开窍药，能消红肿，白花臭草加红背各30克煮水，当天喝当天减轻。

还有口腔溃疡，白花臭草加艾叶一起煮水，或者榨汁，含在口中，液体热了就吐掉，如此反复，治疗口疮的效果非常好，这叫含漱疗法。

还有皮肤瘙痒，夏、秋两季之间，皮肤瘙痒的病人非常多。白花臭草有毛能祛风，再去找带刺的刺苋、白勒和犁头草，一起煮水用来洗澡。

还有白花臭草既然能消肿止痛，局部肿起来的疮包，用捣烂的白花臭草和冷饭糊在一起，然后敷在患处，包扎好。然后第二天睡醒，那些疮包就平下去了。

所以疮痛肿毒就找白花臭草，这一味药你学透了，就可以做中医外科的医生了。

如果生气后耳朵痛，或者吃煎炸烧烤后耳朵痛。把新鲜的白花臭草捣烂后，挤出汁来，滴到耳朵里头，能减轻疼痛。

今天要跟大家分享的这味草药平凡又神奇，说它平凡是因为到处有，神奇是它的功效少有其他草药能及。

它一个茎上长三片叶子，所以叫三叶草。而且触碰到它的籽会弹射出来，我们当地就把它称为布谷酸。

它尝起来是酸的，再仔细一尝又像盐巴一样咸咸的，又咸又酸，所以它的名字叫咸酸草。

上火肿痛

咸能怎么？咸能下。胃口不好的时候，配上咸菜，可以开胃。所以上火的时候要用咸药，尤其是严重的喉炎和牙龈肿，我们要找咸味的草药降火，酸味的草药往里收。兼咸酸于一体的莫过于咸酸草，咸可下火，酸能够收肿胀。

咸酸草药捣烂了，兑一点蜂蜜含在嘴里，含热了再吞下去。这些凉性的草药，含热了再吞下去，它既能降火还能避免伤胃，咽喉痛跟牙龈肿就好了。

五经富有一个草医，他说，他治过当地很多咽喉痛、牙肿的小孩子，就是用咸酸草加蜂蜜给他们吃。一味咸酸草默默无人知道，但疗效真叫好啊！

口角痛

小孩子嘴角皲裂，俗称"烂嘴角"，咸酸草榨汁，用毛笔蘸汁点患处，疼痛感就能减轻。因为它味酸咸，酸能静，可以止痛。

酸为什么能静？假如晚上失眠，又没有药，就倒点醋再加白糖，喝下去有助睡眠。因为甘能缓，酸能静。一个人很烦躁、着急上火的时候，醋加白糖，酸甜的汤喝下，情绪会平静许多。

这就是中医思维，懂了中医思维，看白糖、盐巴、醋、酒、茶、姜通通是药。没有东西能逃得过你的眼睛，可以

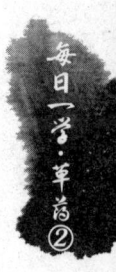

用酒来行血，用姜来发表，用醋来收敛，用盐巴来软坚散结……

腹痛

我们再看咸酸草治疗腹痛。

这个还不是我的经验，是暑期班的时候，有个孩子吃多了零食，走着路肚子就痛了起来。

然后，过来一位草医郎中拔了咸酸草，让他赶紧嚼，边嚼着就好了，它能降浊。他说，这时如果捣烂了再兑一点酒喝下去效果更好，或者配上一点姜，辛香定痛、祛寒湿。而且酒和姜可以中和咸酸草的凉性，咸酸草会变得更好用。

肩背酸痛

山里有个老人背部酸痛，如果是天气变化，他肩膀难受得都没法到茶园工作。

有一次我们去采药，同行的草医郎中跟他讲，用家里门口的咸酸草，捣烂加酒做咸酸草药酒，把它炒热也行，炖热也行，拿来擦背。

酒能行气活血，酸涩收敛涤污脓，能够把局部的污浊洗开，比拔罐还有效。用过这个办法后，刮风下雨都照样可以去采茶叶。

跌打损伤

什么叫跌打损伤？跟人打架、交通意外或者摔倒后，身体里头的气脉被震伤了，局部产生瘀血。

我们要找一味药可以行气、活血又能祛瘀血。咸酸草它能够把血管周围的杂质给洗掉，加点酒效果更快。所以，跌打损伤初期，咸酸草捣烂了配上酒，一起炖了吃。内服可以消肿、祛瘀，再把剩下的药渣炒热外敷局部。敷过后，本来看不到的瘀血都会浮现出来。再多敷几次，它就慢慢变淡。所以我们当地的骨伤医生对病人说，你背部有暗伤。用他的药敷下去，暗伤就会被吊出来。

手脚关节的扭伤、崴伤也可以用上面的方法。这就是咸酸草治跌打损伤的奇效。

鼻炎

告诉大家我们当地有个鼻炎方，小孩子鼻塞，就用鹅不食草加咸酸草煮水，一喝鼻炎就好。鹅不食草，味辛能够开窍；咸酸草，咸酸能够降浊。鼻窍一开，再把浓浊排出体外。

为什么要鹅不食草？这种草的味道太冲鼻了，鹅都不吃。吃下去鼻子立马就有流汗的感觉。

血证

咸酸草也是止血的良药。尿血、便血、咳血、鼻

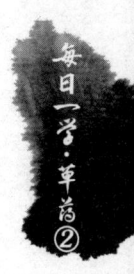

血……这些血证，用咸酸草30克捣烂兑蜂蜜，直接喝了。咸酸能下、能收，火热导致的出血就能收住。

所以就咸酸这两个字可以大做文章。

带状疱疹

再看带状疱疹，又叫缠腰火丹，喜欢在身上四处走窜，我们要立马让它安静下来，给它用雄黄，雄黄是蛇毒、蛇疮的克星。

咸酸草捣烂了，再配一点点雄黄，外敷带状疱疹就蔓延不了了。"蛇"碰到雄黄就躲，碰到咸酸草就安安静静，不敢跑。所以咸酸草配合雄黄治疗带状疱疹。

急性热痢

如果是急性热痢怎么办？咸酸草可以做成"泻立停"。咸酸草晒干研末，腹泻的时候，取15～20克粉末，开水冲服，腹泻就能收住。

如果情况比较严重，可以加点石榴叶或者石榴皮。酸味药联手，脱肛都可以收回来。如果中气不足，还要配合补气，普通的腹泻，吃下去就好。

肝炎

跟大家分享金昌叔的经验。金昌叔治了一些乙肝的病人，有一对必用的药，就是虎舌红和金银花。但是，如果虎舌红断货，就用白茅根、白花臭草、白花墨草加上咸酸草,三白一咸酸。

白花墨草就是墨旱莲,它开白色的花,汁液像墨一样黑,所以又叫白花墨草。"三白"配上咸酸草可以降转氨酶,基本上吃一剂就可以降一点。

白花墨草可以凉血,让贲张的血脉安静下来;而白茅根能够让肝脏的毒从小便里排出来;白花臭草能开窍,有利于排出肝脏周围的污浊。

所以,不是单一的清热解毒,还要芳香化湿。拐弯抹角才能够把肝脏的污垢都扫出来。

乳腺炎

再讲乳腺炎,乳腺炎有太多药可以治了。咸酸草捣烂了加酒,炖热外敷,能消炎。

好,今天咸酸草分享到这里,每天都更精彩,每一味草药都不简单,都有它非凡的一面。

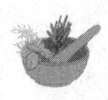

草药小贴士

咸酸草别名咸酸藤、咸酸草(潮汕)、咸酸甜(潮安、潮州)、咸酸鸡(潮阳)、小号盐酸鸡(惠来)、水盐酸(澄海)、味酸草、味酸仔(海丰)、鹁鸪酸(陆丰)、盐酸鸡仔(普宁)。

味甘酸微咸,性平,无毒。效能:内服通络去积

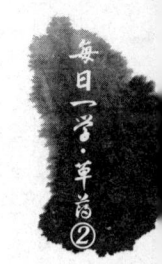

散气止痛；外用消肿止痛。入肝、脾经。主治跌打损伤，中暑腹痛，风湿酸痛，尿血，便血。咯血；外治手足扭伤，喉痛，牙痛，小儿口疮。

孕妇忌服。

(1) 治跌打损伤：咸酸草30克，加酒炖服，其渣擦伤痛处。

(2) 治急性腹泻：咸酸草60克，洗净，取冷开水半碗捣汁，1次服完。

(3) 治疮疖肿痛：鲜咸酸草90克，鲜半边莲60克，甜酒糟适量，捣烂外敷。

(4) 治中暑腹痛：咸酸草30克，水煎服。

(5) 治风湿酸痛：咸酸草30克加酒服，渣外擦患处。

(6) 治尿血：咸酸草30克，捣汁冲蜜服。

(7) 治喉痛：咸酸草适量加盐含之。

(8) 治牙痛：咸酸草适量加盐含之。

(9) 治小儿口疮：咸酸草加白花蛇舌草各适量，捣汁搽之。

第33日
栀 子

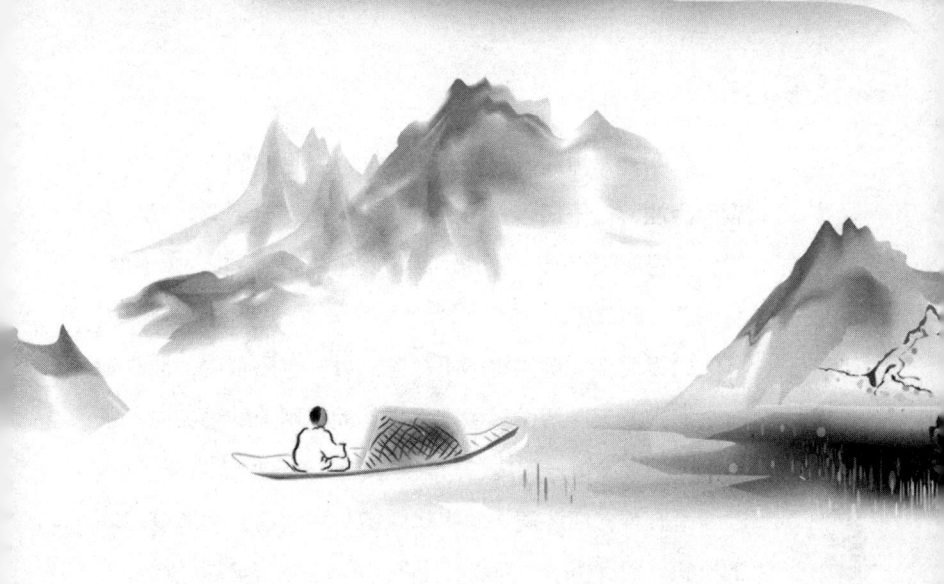

8月30日 晴 湖心亭公园

　　天下的病，在我眼中，其实只有五种病。

　　第一种，寒湿病。吹风、感寒、受湿，我们就找辛香辣定痛祛寒湿的药，像生姜、高良姜、蒌叶等。

　　第二种，热火病。这类病人一般讲话很快、眼红赤、口臭、口干、口苦、焦虑、烦躁、失眠，一派热象。热火病我们用苦寒清火的药，像穿心莲、栀子、龙胆草等。

　　第三种，虚弱病。虚弱病用甘甜益力生肌肉的药，像龙眼肉、枸杞子、人参、山药等。

第四种，污浊病。什么叫污浊？就是浊阴不降，病人满面污浊，口干口苦。污浊病与热火病有所不同，气往上攻，它易形成有形的食积。要用酸涩的药降污浊，像山楂、乌梅、咸酸草等。

如果局部有污浊排不干净怎么办？金昌叔说，他碰到一个病人局部肿得像鸡蛋那么大，他就用咸酸草加白叶子树泡的酒和冷饭一起捣烂，敷在患处。当天晚上就平了。

第五种，结块病。像甲状腺结节肿大这一类形成包块的疾病，用瓦楞子、海藻、昆布这些咸味的药软坚散结。

而昨天讲过的咸酸草既能治疗污浊病，又能治疗结块病。

病人来了，吵架后肋胀，他内脏里肯定有脏东西，用咸酸草兑酒，可以当作跌打伤来治。酒辛辣能行，咸酸草降污浊。所以这一个方子，专治吵架后的肋胀。

还有一对夫妻吵架后，妻子乳腺长了肿块了，吓得以为得了癌症。

癌症病人，通常鼻闻不到气味，舌头尝不出味道，尤其是中晚期的病人更严重。

金昌叔给她一根香，这个病人还能闻出香味。金昌叔才说，这个病他能接。咸酸草和辣蓼捣烂了兑酒，炒热后敷在乳房上，鸡蛋那么大的肿包，第二天肿消了一半，3天以后消失了。

又有人炒股票亏钱了，胸部憋闷，痛得不得了。金昌叔说，胸痛要用咸酸草跟鹅不食草。咸酸草祛瘀血，鹅不食草能开鼻窍，肺开窍于鼻，所以鹅不食草通肺部一切管道。

讲完咸酸草，还要跟大家分享一味好药。这味药在我们当地老一辈中无人不知无人不晓。

手脚崴伤

因为谁都会有崴着手脚的时候，局部红肿那是一派炎火，诸痛痒疮皆属于心，要找一味药能够入心，又能够凉血、清火、止血，让它肿伤的局部不要出血、减轻疼痛、肿胀消失，还要让病人的心情不烦躁。

这味药就是栀子，当地又叫山黄枝、山栀子。不管是打篮球、跳高，还是骑车摔倒造成的关节崴伤，就用它。

金昌叔讲，以前他在外面打工的时候，有个小伙子骑车摔倒，手崴伤了，局部肿胀，但没有骨折。

他把栀子捣烂了兑上酒，调成糊状敷上去，第二天就消肿了，3天以后不痛了。

关节崴伤如果不及时处理，会留下风湿痹痛的后遗症，用栀子及时处理，好得很快。

余老师有一个扭崴伤散。这个方子在过去本来是不能传的。因为在部队里头，是军人在行军打仗时必备的药物。

一共五味药，栀子、大黄、连翘、乳香、没药，这五味药打成粉。初起肿胀，用醋调糊，主收敛；后期兑酒，可以行气活血。

这个经验是绝对的干货，干货中的干货。

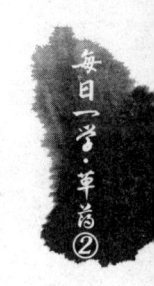

民间的跌打医生，不得不学会这一招。栀子花开了，就像一个心脏，防止瘀毒攻心。

通常跌打伤，单纯用三七活血化瘀入心效果不明显，但是如果加了栀子，可以避免瘀血攻心，病人不会烦躁。

失眠

去年有一个装修工不小心从人字梯上摔下来，手崴伤是治好了，但总是睡不着觉。

我看他嘴唇偏暗，而且眼睛白睛中有一些黑点，叫乌云盖日。

这个时候用栀子加白花蛇舌草捣烂了贴在他的中指，黑点就会消掉。左边白睛有黑点，就贴右手中指，右边白睛有黑点，贴左手中指。

或者用田基黄捣烂塞对侧鼻孔，那些瘀伤就会化掉，然后再喝栀子淡豆豉汤，防止瘀毒攻心，令心肾相交，晚上就能睡好觉。

张仲景讲的虚劳、虚烦不得眠。一个是虚劳不得眠，肝血不够了，用酸枣仁汤；一个是心烦躁扰，用栀子豉汤。

还有，在外面工作或者舟车劳顿，回到家里总是心烦不能眠，在床上翻来覆去，像在锅里煎鱼一样。

栀子10克，淡豆豉20克，煮水吃下去，当天晚上就睡得很好，很管用。

牙龈出血

栀子还有很多灵活之处，牙龈出血，咸酸草也可以治，但见效最快的是栀子，为什么呢？因为，栀子凉心肾鼻衄最宜。

它降心肾的火，止鼻子牙齿出血。《药性赋》说最宜啊，不是宜啊。所以你学文章，要抠文字。最宜就是说，栀子在止血这个领域是大哥大，其他的都是小兵小将。

有些小孩子多动、牙齿出血，栀子捣烂了加红糖，水煎服。一喝下去心火、相火通通降下去，血就止住。因为心主血脉，血热妄行，栀子主之。

尿血

排尿带血，一小把栀子跟冬瓜一起水煎服。冬瓜利尿，走尿道、三焦。冬瓜把栀子带到下焦，把血止住。就像警察抓贼，他要找一个线人，我们中医治病也要找一个引药，"兵无向导，不达贼境；药无引使，不至病所"。

远行足伤

以前人挑着担走十里八里的路，脚都走伤了。栀子治远行足部伤，栀子捣烂后和冷饭一起外敷局部。

第二天睡醒，又是龙精虎猛。所以饭可以留隔夜，病我们不会让它留到第二天，当天就把它除去，这个栀子治疗足跟远行肿痛伤，栀子捣烂冷饭加进去敷患处，效最良。

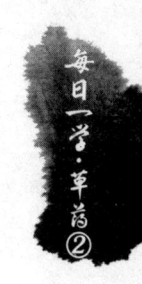

好，我们今天分享到这里，还有很多的精彩在明天，明天的朝阳永远是最灿烂的。哈哈。

草药小贴士

栀子别名为黄栀子、黄果树、山栀子、红枝子，味苦，性寒，归心、肺、三焦经。清热，泻火，凉血。治热病虚烦不得眠，黄疸，淋病，消渴，目赤，咽痛，吐血，衄血，血痢，尿血，热毒疮疡，扭伤肿痛。

(1) 治伤寒发汗、吐、下后，虚烦不得眠，心中懊侬：栀子（剖）十四个，香豉（绵裹）四合。上二味，以水四升，先煮栀子得二升半，纳豉，煮取一升半，去滓，分为二服。温进一服，得吐者止后服。

(2) 治伤寒大病瘥后劳复者：枳实（炙）三枚，栀子（剖）十四个，豉（绵裹）一升。上三味，以清浆水七升，空煮取四升，内枳实、栀子，煮取二升，下豉，更煮五六沸，去滓，分温再服，覆令微似汗。若有宿食者，内大黄如博棋子五、六枚。

(3) 治伤寒身黄发热：肥栀子（剖）十五个，甘草（炙）一两，黄柏二两。上三味，以水四升，煮取一升枝子半，去滓，分温再服。

(4) 治湿热黄疸：山栀四钱，鸡骨草、田基黄各一两。水煎，日分三次服。

(5) 治尿淋，血淋，鲜栀子二两，冰糖一两。煎服。

(6) 治小便不通：栀子仁二七枚，盐花少许，独颗蒜一枚。上捣烂，摊纸花上贴脐，或涂阴囊上，良久即通。

(7) 治急性胃肠炎，腹痛，上吐下泻：山栀三钱，盘柱南五味（紫金皮）根五钱，青木香二钱。上药炒黑存性，加蜂蜜五钱。水煎，分二次服。

(8) 治口疮、咽喉中塞痛，食不得：大青四两，山栀子、黄柏各一两，白蜜半斤。上切，以水三升，煎取一升，去滓，下蜜更煎一两沸，含之。

(9) 治目赤：取山栀七枚，钻透，入糖灰火煨熟，以水一升半，煎至八合，去滓，入大黄末三钱匕，搅匀，食后缓缓温服。

(10) 治胃脘火痛，大山栀子七枚或九枚，炒焦，水一盏，煎七分，入生姜汁饮之。

(11) 治鼻中衄血：山栀子烧灰吹之。

(12) 治肺风鼻赤酒：老山栀为末，黄蜡等份溶和。为丸弹子大。空心茶、酒嚼下。忌酒、炙煿。

(13) 治赤白痢并血痢：山栀子仁四七枚。锉，以浆水一升半，煎至五合，去滓。空心食前分温二服。

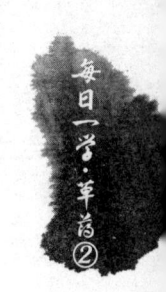

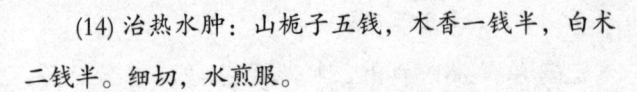

(14) 治热水肿：山栀子五钱，木香一钱半，白术二钱半。细切，水煎服。

(15) 治妇人子肿湿多：炒山栀子一合。为末，米饮吞下，或丸服。

(16) 治折伤肿痛：栀子、白面同捣，涂之。

(17) 治火丹毒：栀子，捣和水调敷之。

(18) 治火疮未起：栀子仁灰，麻油和封，惟厚为佳。

(19) 治疮疡肿痛：山栀、蒲公英、金银花各四钱。水煎，日分三次服。另取生金银花藤适量，捣烂，敷患处。

(20) 治烧伤：栀子末和鸡子清浓扫之。

第34日
刺菠

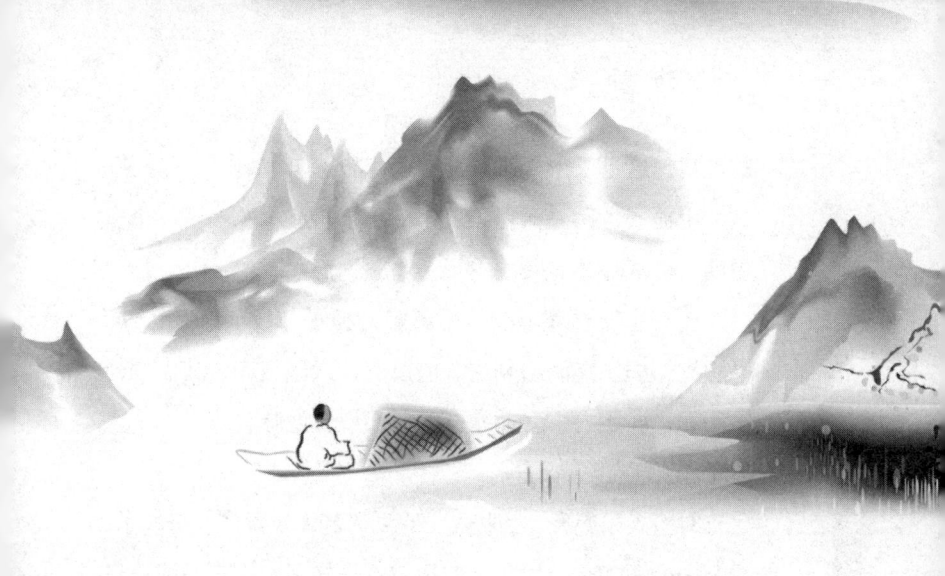

8月31日 晴 湖心亭公园

好，我们昨天讲到栀子。

栀子色黄，能够治疗黄疸，还有皮肤发黄。

我们在二村义诊时，治一个皮肤发黄的病人，用栀子、茵陈加四逆散，黄浊就退掉了。

在那营盘村的时候，我们碰到两例肝炎转氨酶偏高的病人。我说，你用栀子降转氨酶。降肝胆火，莫过于栀子。

他问我，山黄枝也有用吗？

当地人都知道，这山黄枝是染料，也可以做成食物里的调料，这是味药食同源的药，很安全。

用栀子、田基黄跟五味子，3味药煮水，喝了一个多星期，转氨酶降下来。

还有小便淋漓涩痛，用新鲜的栀子70克和冰糖一起煮服用，栀子能清心利尿。所以有些人尿黄赤，我们为什么用栀子？因为中医血水同源，而心主血脉，所以一个人尿黄赤说明他心火旺盛。

有些人尿道炎、膀胱炎，吃利尿药，像瞿麦、车前子、滑石……再加一点栀子，效果就不一样了，这叫源清流自洁啊。

在那工地搭竹棚的一个阿叔，夏季炎热的时候，他的尿都带血，这叫血热妄行，热过头了，血都会逼出来。

我用新鲜的栀子配合墨旱莲。墨旱莲能凉肝，栀子能凉心肺。

只吃了一次排尿就正常了。

我们还用栀子配合鸡屎藤消积、消炎，治疗急性肠胃炎。

很多人经常熬夜，耗伤阴血，脸色很不好看，口干、口苦、口臭都出现了。我们用栀子凉心肾，再加滋阴的生地黄，是绝妙的治疗熬夜阴虚火旺的药对。

再看喝酒后胃出血，单味栀子炒后煮水喝，能够凉血、止痛，治疗胃出血疼痛，这是个很宝贵的方子。

小孩子容易流鼻血，在民间治疗流鼻血的方法实在太多了，其中用栀子烧灰吹进鼻子里，立马可以止住血。

酒渣鼻的病人，只要不喝酒，再用茶水调服捣烂的栀子。茶可以消脂，配合栀子，清肺，鼻头就可以恢复如初了。

丹毒用栀子捣烂加水或醋调成糊，敷在局部。栀子能降，醋能酸收。当天敷，当天它就像老鼠见猫一样消失无踪影了。

好，今天就复习到这里。

接下来这味药，我们当地叫刺菠，它又叫虎姆根、三月菠，它结的小红果很好吃，酸甜酸甜，味道不亚于桑葚。

这个小红果能补肾，治疗小便频多。

我首先知道刺菠神奇之处，是从大姨丈的口中。当地人说这是凤阳方，还是流民方。

曾经，流民教跟凤阳先生，他们到各地行医，都到过我们五经富。

肩痛

以前人挑担，肩部疼痛，就用刺菠煮水，素食者加黄芪、党参，食肉者加牛肉，一起煮，吃下去，肩部的不适就会缓解。

它带刺，能够把气透达到四肢百窍去，黄芪、党参补足中气。

很多肩部劳损其实是气不足，说白了就是太累了。肩主承担，所以很多人肩背酸痛，肯定最近压力太大了。

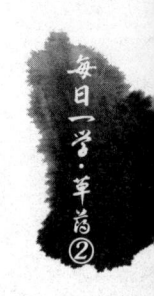

牙痛

牙痛得穿筋透骨，就用刺菠配合前面讲的栀子，各20克煎汤，能凉血、消肿、止痛，是专治蛀牙良方。

淋巴结肿大

颈部淋巴结的肿块，刺菠要配带刺的刺苋。只要有炎症、肿块，优先选择这些带刺的青草药。它们能由里到外地把肿块中的毒邪透出来。

咽喉痛

咽喉痛，单一味刺菠的根20克煮水，不管是肝郁气滞引起的咽喉痛，还是火热上炎引起的咽喉痛，它都能够治疗。

前段时间，有一个深圳回来的朋友，他咽喉刺痛，觉得有东西堵在那里。刺菠配合刺苋，加几颗酸梅，一起煮水内服。刺菠、刺苋能消肿散结，酸梅能够收敛，腐蚀赘疣，身上长的赘疣用酸梅泡的酒搽过，赘肉就会脱掉。

肝炎

通常，判断肝炎病人的轻重程度，先看他眼睛，眼睛很黄很浊，一般比较严重，如果黄得发暗，一定是长期熬夜，胸中有淤堵。

我们用白茅根、田基黄、茵陈加刺菠。

在庵背村有一个肝炎的病人，他吃了溪黄草、田基黄，转氨酶降下来了，但是肝部经常会隐痛。

我说，用了凉利的药，但没有用辛通的药。溪黄草、茵陈、田基黄等都是很好的降肝火的草药，但是还不能清出体外。

就像扫地，满天飞灰，用水洒后尘灰都落下来，还得扫出去。这就是治肝炎的两个动作，先"洒水"降火，再"扫地"祛邪。

我又对他说，用刺菠、刺苋这两味药加大枣再试试看。

为什么加大枣？为了防止青草药寒凉伤脾胃。有人说，我没吃到青草药，反而被青草药咬到了，吃了过后胃痛。大枣能厚肠胃，让肠胃变得有力。

小儿感冒

每次金昌叔家里的孩子感冒了，发热、腹痛，没怎么去过医院。

他说，不管是哪种感冒、腹痛，小孩子一般就两个原因，一个是受凉，另一个是吃饮食。

他就往后山去，拔一把刺菠和算盘子。算盘子这味药是退热、治消化不良的神奇之药。这两味一起煮水内服，或者单一味算盘子捣烂了，用那米汁水泡过后榨出绿白色的汁来，兑一点糖，喝下去。

这是金昌叔用了几十年的一个小方子。

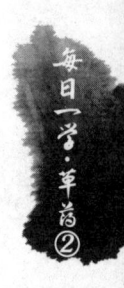

结石

还有尿道结石，车前草可以利结石，但是严重的结石还得用一些带刺的药物，把它破开，就要找刺菠、刺苋。

所以，上车村有一片刺苋地，就被香港人给定下了。他们很流行用刺苋治疗胆囊炎、胆结石。

高血糖

糖尿病病人尿频急，一要用利尿药，二要用消肿的药，把大血糖块粉碎成小微粒，让身体很容易吸收代谢。

就是用刺菠跟玉米须，一起煮水内服，血糖就会降下来，这是一个很好的民间方。

痹痛

现在颈肩腰腿痛，风湿痹证的病人最多。告诉大家一味药酒，就是刺菠带刺的根部晒干后泡在白酒里，7天以后就可以用了。蘸上药酒把疼痛的部位拍红，当下就缓解了。

刺菠酒除了外用，也可以喝。

因为刺菠带刺，所以这个药酒也是消肿神药，治疗局部的肿痛，比消炎药还管用。

好，我们今天分享到这里，更多的精彩在明天。

草药小贴士

刺菠别名泼盘、托盘、空腹莲、空腹妙、饭包菠、雅早、饭消扭、地苗、田母、田角公。味酸，性平，无毒，能清热解毒，治伤暑吐泻，风火头痛，感冒，黄疸。

(1) 治喉痛、牙痛、头痛，衄血：刺菠叶三钱。加食盐少许炖服。

(2) 治扁桃体炎：鲜刺菠根三两，粳米一两。水煎，加蜜二两调服。

(3) 治小儿高热发惊：饭消扭根一钱。水煎服。

(4) 治黄疸：饭消扭根四两，黄酒二两。水少量煎汁，饭后服。

(5) 治小儿暑疖：饭消扭叶，捣烂取汁外敷。

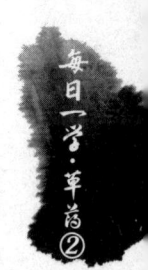

第35日
蚶壳草（雷公根）

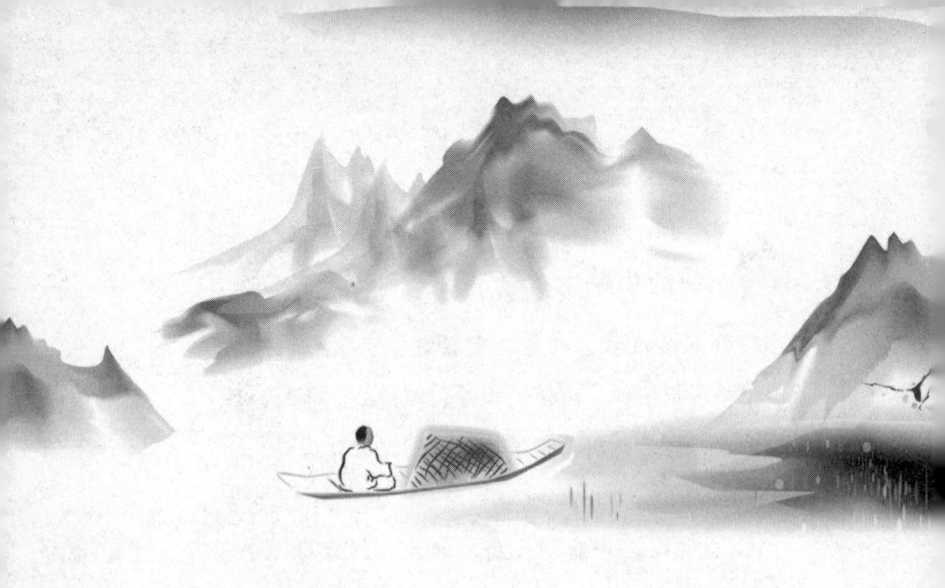

9月1日 晴 湖心亭公园

　　昨天讲到刺菠，它又叫虎姆根，它长满刺，真的有点像母老虎，很凶悍。跌打损伤、瘙痒、疼痛、瘀血、出血、消化不良、食积它都可以治。

　　因为它能够祛风行气，散结止痛。昨天第一种功效讲到肩部疼痛，或者脚踝崴伤，就用这个新鲜的刺菠根捣烂，加酒敷在局部。

　　假如被镰刀割伤出血，周围如果有刺菠，把它的叶捣烂，敷在伤口处，也能止血。

如果碰到这个蛀牙疼痛，就用刺菠根和两面针根各20克煎水，含在嘴里。止痛效果不可思议，因为两个都带刺，有刺能祛风，有刺能消肿，有刺能止痛。

一般带刺的植物有三大特色：见肿消、见风祛、见痛止。这是带刺植物的共性。

所以你把握就是这个共性，天底下带刺植物，就有把握去用了。

然后是小孩子疳积，面黄肌瘦，体内有消化不了的积，而且气血不够。

金昌叔说，有积得消积，气血不足要补气血。

我们有一个很好的方子就是黄芪30克，刺菠根20克，一起煮水内服，补气消积。因为女子以血为用，男子以气为用。女孩再加龙眼肉20克，男孩加党参15克。

因为刺菠根能消积，而黄芪、党参、龙眼肉能益气，让脾胃恢复活力。

上周有一个四肢酸痛的病人，我一看气力不够，再加上局部有瘀血。用黄芪、当归、党参，再配合带刺的刺苋、刺菠根。补气加上祛风湿、通络，是治疗所有中风后遗症、年老体衰、血痹疼痛的共同思路。这组搭配对于老年人天气变化引起的局部疼痛，治疗效果也很好。

最后一点，刺菠捣烂以后，煎水外洗，治疗各类皮肤瘙痒。

珍仔围村有一个阿叔跟我讲："你在这里义诊很好心，我有一个好方子要传给好心人。"

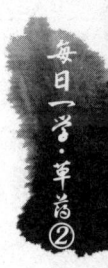

他就带着我到池塘边，指着刺菠说，他过年的时候，吃了海鲜全身又红又痒，他就拔刺菠煎水外洗，从头到脚都洗过后，就不痒了。

这些好的方子，其实书上都有记载。见病不能治，皆因少读书。

今天要跟大家分享的南方草药界里一味不可不知的本草，这味药草救人无数，民间治疗各种常见病都能见到它的身影。

这味草药它的叶子像那个蚶壳一样，所以它叫蚶壳草，而客家人叫它雷公根，又叫崩大碗。

发热

这位草药，我最早认识它是在读小学的时候，邻居的孩子发热不退，家里的长辈拔来这种草，榨汁给他喝。

第二天那个孩子就又活蹦乱跳了。所以，当时我就知道，用蚶壳草30～50克，榨汁兑点蜂蜜内服，治疗小儿高热初起，百用百效。

如果发热不严重，小孩子平时胃又比较寒，用蚶壳草煮水，再加姜丝，吃下去既能退热，又能保护肠胃。

如果发热严重，直接榨青草汁内服，效果最好，见效最快。

消化不良

还有我读初中的时候。田园里很多地胆头，经常有人来讨要。

当时,有一个人提了一袋的葡萄过来换地胆头。她说,家里的孩子经常腹痛,到了晚上莫名其妙就烦躁。民间医生告诉她用地胆头根和蚶壳草煮水喝。

后来,喝了十几次果真就好了。

可以见得它也可以用于治疗消化不良。食积、体内有热的烦躁,用地胆头根加蚶壳草煮水内服,可以再兑点糖,口感比较好。

肝炎

再跟大家讲一个蚶壳草治疗急性肝炎。肝部火烧,木火行金。

这个时候用蚶壳草、田基黄、白茅根各 20～30 克,这组配伍用药都是我们当地随手可以采摘到的草药。

河婆镇有人特意来五经富找这味蚶壳草,因为他的亲戚就是急性肝炎。在医院治疗了 5 天,发热都没有退下来。

后来,这组草药用上,大小便通畅,热就退下来了。

肾炎

以前有一个老先生,没有师承,没有祖传,全凭自学,我们称何老。

他曾经遇见一个游方天下的草医,那草医对他说,他有一个小方子,治疗肾炎、尿蛋白高、尿素氮高很有效果。

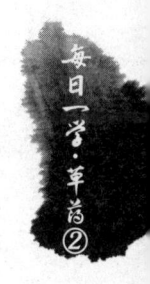

他这个方子不能赚钱,准备公布于众。就是一味药蚶壳草250～500克煮水内服。

之后,何老就用一味蚶壳草救了不少人。

咽喉痛

治疗咽喉痛要找一个药引子,像导航一样,让药力走到咽部。

射干、板蓝根、马勃都能作为药引子,疗咽腐、咽痛。引药一两味即可,所以用蚶壳草50～100克,板蓝根10克,煮水内服。

我跟大家分享另一个治疗咽痛的妙方,一般都知道板蓝根、射干治疗咽痛,但大多数医生不知道还有一味药——岗梅,又叫山甘草,所有药里它治咽痛效果最快速。

所以某知名的凉茶公司特别到我们五经富来收这味药。

有发热、咽痛的病人在医院治疗了3天,没有缓解,挖来岗梅根和蚶壳草煮水喝,上午喝完,下午咽喉就舒服了,第二天热退痊愈。

岗梅根20克,蚶壳草30克,治疗急性热毒性的咽喉痛,通常服用两三次就好。

急性腮腺炎

急性腮腺炎,脸肿像猪八戒一样,蚶壳草、大青叶各20～30克,煮水内服。

如果没有大青叶,一味蚶壳草内服,再加上捣烂的仙人掌外敷，效果也很好。

食物中毒

蚶壳草还能解毒，如果吃了毒蘑菇、农药或者其他有毒的东西，出现恶心、呕吐、泄泻等症状，把蚶壳草捣烂后，用第二次的洗米水浸泡后，榨出又绿又白的汁，兑上蜂蜜内服，既好喝，又能够解毒。

有一些人在油漆店或是其他接触有毒物质的场所工作，隔半个月吃1次，可以帮助身体解毒。

总的来说，蚶壳草甘凉微辛，能清热解毒，疏风散气，活血利尿，解毒消肿。

好，我们今天分享到这里。

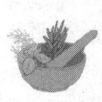

草药小贴士

蚶壳草在潮汕地区称为两公根、藤牌草、鼎盖草。在外地也称为老公根、崩大碗、鱼凿口、崩口碗、乞食碗、落得打、积雪草、大叶金钱草、缺碗筷草、雷公根、马蹄草、铜钱草、十八缺。蚶壳草味甘、微辛、苦，性凉，无毒。内服清湿热、解毒利尿、解暑疏风、行气消肿。外用去痒、止血。入肠胃经。主治外感暑热、急性黄疸型肝炎、中暑腹痛、咽喉肿痛、腮腺炎、泌尿道感染、胃痛、中毒。外治湿

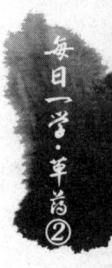

毒作痒。

(1) 治外感暑热：鲜蚶壳草、鲜青蒿、鲜墨旱莲各适量，共捶烂，取汁，冷开水冲服。

(2) 治中暑腹痛：蚶壳草、铺地锦、牛契埔、三脚虎各30克，水煎，冲酒少量服。

(3) 治急性黄疸型肝炎：蚶壳草、白茅根各30克，地耳草15克，水煎服。

(4) 治咽喉炎肿痛：蚶壳草30克，板蓝根15克，水煎服。

(5) 治泌尿道感染：蚶壳草30克，车前草、紫花地丁、金丝草各15克，水煎服。

(6) 治急性腮腺炎：蚶壳草30克，大青叶15克，水煎服；外用鲜蚶壳草适量，捶烂，绞汁调青黛少量涂患处。

(7) 治色寒腹痛：蚶壳草、马蹄金、铺地锦、牛契埔、地豆草、鸡屎藤各15克，共捶烂，取汁冲酒温服，药渣炒敷脐。

(8) 治皮肤湿毒作痒：蚶壳草适量，捶烂蘸硫黄末擦患处。

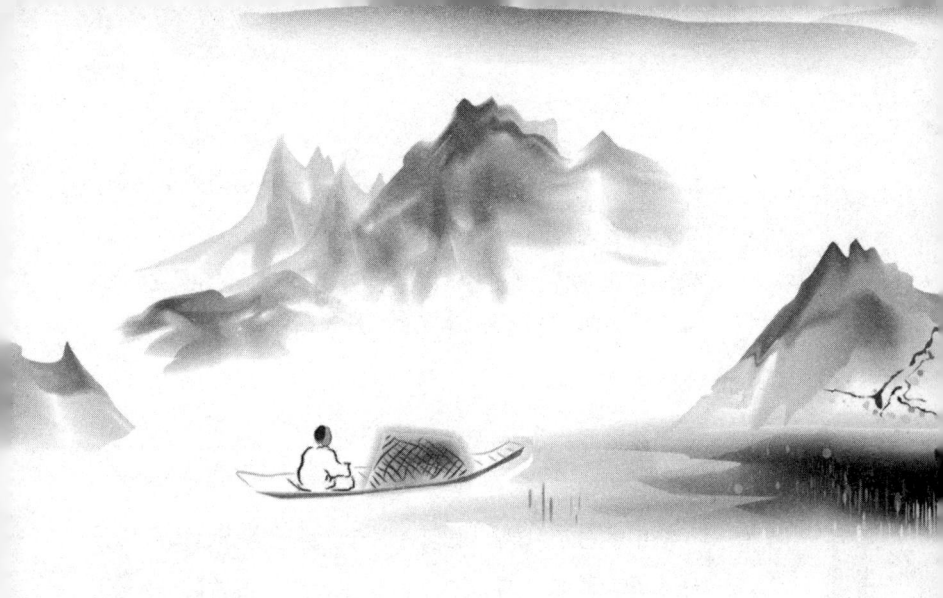

第36日
杠板归（犁头草）

9月2日 阴 湖心亭公园

昨天我们讲雷公根，它的叶片叠在一起就像水里的蚌壳一样，又叫蚌壳草。

告诉大家，雷公根，我们复习一下，蚌壳草。

它对于暑热、肠风胀气、尿道不畅、体内的毒，这几方面都有很好的治疗作用。同时解决呼吸系统和泌尿系统的问题。

所以中暑了怎么办？蚌壳草50～100克，捣烂榨汁，兑一点蜂蜜，喝下去就解暑。

军训的时候，很多人会中暑，如果提前吃蚶壳草，抗中暑能力会大大提高。

然后再讲腹痛，腹痛有很多种，蚶壳草治的是暴饮暴食之后，胃肠中有积滞的腹痛。蚶壳草和鸡屎藤配在一起，通治一切食积腹痛。

它退热的效果也非常好。

之前在田里碰到一个阿叔，我看到他在拔这个蚶壳草。他说，家里的孩子发热，拔回去榨汁，兑上蜜糖给孩子喝。

如果发热严重，昏昏沉沉，我还会加七根竹芯，一起煮水内服，基本上十烧九退。

今天要跟大家分享的一个妙招，这个妙招已经流传了近千年。

家家户户都有发热孩子，刘老师上次进山跟我分享了退热"五虎将"，就是说，身体发热滚烫，有五味药可以退。

就是蚶壳草、铺地锦、白花蛇舌草、梅肉草、三桠苦。

三桠苦这味药又叫三叉苦，味道极苦。当时高热40℃的乙型脑炎病人，都靠它退热。

就这五味药各取一小撮，榨出汁来，兑蜂蜜、姜汁，孩子半碗喝下去，热基本就退了。

今天要跟大家分享一味比较厉害的草药，叫杠板归，又叫蛇倒退，还叫犁头草。

肿

它的叶片锋利有角，像一个三角形。这个杠板归浑身带刺，锋利无比，能够"逢山开路，遇水搭桥"。记住这八个字，杠板归的功效就已经掌握了。它能逢山开路，就是说，遇到有痈肿，就能破开来。

之前，一个东莞的孩子，浑身瘙痒，起了一些肿包，吃了抗过敏药，没效。按我说的，用杠板归、刺苋煮水外洗，肿消了，瘙痒也退了。

这个方法是一个客人告诉我的。

他说，他很擅长治疗无名肿毒，他知道我学医，所以把这个方子传给我。

他配的药水，可以治疗带状疱疹，还有很多种脓包、湿疹瘙痒，在局部外擦就可以消肿。

这个药水就是杠板归和菟丝子藤一起榨出的汁。

局部刺痛

我们再看它遇水怎么搭桥。

它可以利尿。杠板归配合车前草治疗顽固的排尿时尿道刺痛。

有一例病人尿道刺痛，用上车前草效果不佳。

我说，要加带刺的刺蒺、杠板归、刺苋，这三味里选一两味就行，吃下去刺痛感就消失了。

所以局部有刺痛感，要找带刺的药。

蛇虫咬伤

杠板归"逢山开路，遇水搭桥"，蛇虫咬伤的肿痛也能

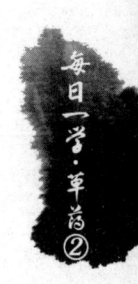

用到它。

新鲜的杠板归50～100克榨汁，加酒调服。而榨过剩下的药渣，加红糖，敷在患处。

癌

到这里，我认为，它还能开发出治癌的作用。

我遇上一些癌症患者，如肝癌之类，常用穿破石、杠板归、七叶一枝花，这三味就是治肝癌的"三人"组合。

咳喘

因为杠板归能够解毒，还能用于治疗肺部咳喘日久的肺气肿。

杠板归、陈皮、桔梗，三味组合既能通经理肺，又能败浊降痰湿，是很好的组合。

瘙痒

夏季的时候，常见小孩子浑身瘙痒难耐。

北山中学有一个老师的孙子，浑身瘙痒难耐。

我说，采杠板归、艾叶煮水外洗。洗了3天就好了。

为什么要艾叶？艾治百病。当百种方法都行不通了，唯独艾草有用。

好！今天杠板归分享到这里，我们明天更精彩。

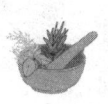

草药小贴士

杠板归别名：犁头刺藤、老虎利、雷公藤、霹雳木、方胜板、倒金钩、烙铁草、倒挂紫金钩、河白草、犁尖草、括耙草、龙仙草、鱼尾花、刺犁头、蛇不过、急改索、退血草、虎舌草、有芀犁头草、利酸浆、拦蛇风、有刺粪箕笃、犁头藤、三角藤、蛇倒退、有芀火炭藤、大猛脚、五毒草、火轮箭、猫爪刺、蛇牙草、南蛇风、老虎刺、猫公刺、白大老鸦酸、豆干草、酸藤、降龙草、蛇见退、水马铃、芽叶蓼、有刺犁头藤、蛇咬草、蛇王藤、串心草。味酸，性微寒。归肺、小肠经。具有清热解毒，利水消肿，止咳之功效，用于咽喉肿痛，肺热咳嗽，小儿顿咳，水肿尿少，湿热泻痢，湿疹，疖肿，蛇虫咬伤。

(1) 治水肿胀：平地木三钱，杠板归五钱，车前草四钱，天青地白草三钱，路路通五个。打碎煎服。

(2) 治急性扁桃体炎：石豆兰（兰科麦斛）一两，杠板归二两半，一枝黄花五钱。水煎，分二次服，日一剂。

(3) 治缠腰火丹（带状疱疹）：鲜杠板归叶，捣烂绞汁，调雄黄末适量，涂患处，一日数次。

(4) 治瘰疬：杠板归七钱，野南瓜根三两，猪瘦

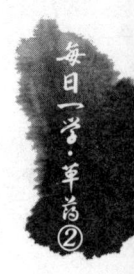

肉四两炖汤,以汤煎药。孕妇忌服。

(5) 治痈肿:鲜杠板归全草二至三两。水煎,调黄酒服。

(6) 治乳痈痛结:鲜杠板归叶洗净杵烂,敷贴于委中穴;或与叶下红共捣烂,敷脚底涌泉穴,右痛敷左,左痛敷右。

(7) 治坐板疮:乌贼骨五钱,杠板归三钱。共为细末擦之,干则以菜油调敷。

(8) 治湿疹、天疱疮、脓疱疮:鲜杠板归全草二两。水煎服。

(9) 治慢性湿疹:鲜杠板归四两。水煎外洗,每日一次。

(10) 治黄水疮:蛇倒退叶(为细末)一两,冰片五分。混合,调麻油涂搽。

(11) 治下肢关节肿痛:鲜杠板归全草二至三两。水煎服。

(12) 治似麻风型的脱节癞:蛇倒退(红色)煎水洗,另用辰砂草、墨旱莲、车前草(鲜者)各一两五钱,煎水内服。

(13) 治痔漏:杠板归七钱至一两,猪大肠不拘量,同炖汤服。

(14) 治附骨疽:杠板归七钱至一两,酒水各半煎二次，分服；以渣捣烂敷患处。

(15) 治蛇咬伤：杠板归叶不拘多少，捣汁酒调，随量服之，用渣搽伤处。

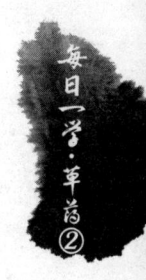

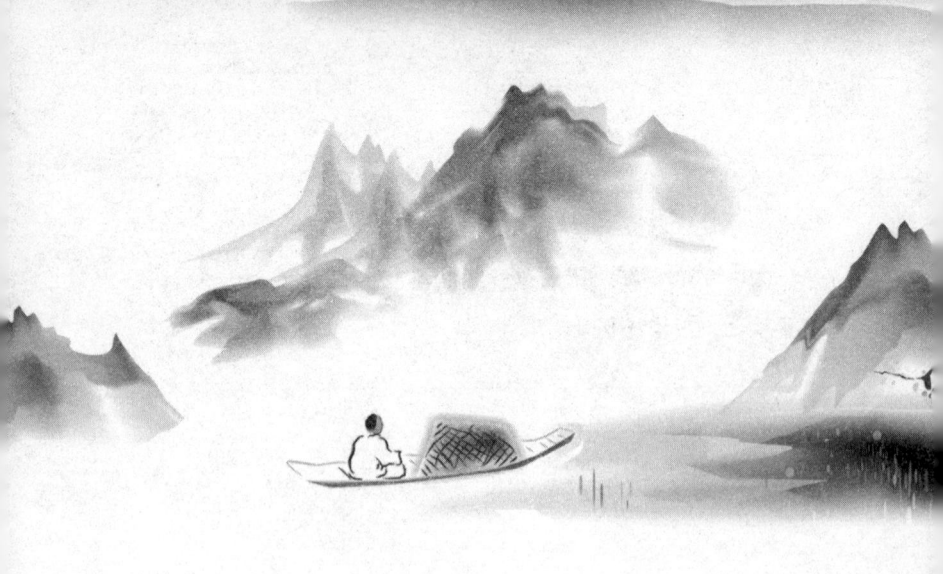

第 37 日
金樱子

9月3日 雨 湖心亭公园

昨天讲到杠板归,它能清热解毒,利尿消肿。

古人讲,身藏杠板归,吓得蛇倒退。

杠板归除了治疗湿疹瘙痒是特效,大家都知道的百日咳,用杠板归、百日红各20克就能治好。

如果孩子晚上咳得厉害,就要把这两味药微微炒过再煮水喝,炒制可以去寒性,煮水的时候加点糖,咳嗽就会好起来。

如果是白天咳得很厉害,直接煮水喝,不需要炒。

还有扁桃体发炎，有个病人扁桃体发炎，东西吞不下，在医院治疗了2天，没见好转。我就给他开了两味药，岗梅20克，杠板归30克。

咽喉肿痛，不外乎就是红、肿。"红"有热，用岗梅清热消炎，"肿"用杠板归消肿。两者合用，治红肿。

昨天讲过，治无名肿毒的汤方，杠板归、刺苋。治疗跌打损伤的局部肿，用苦刺心，就是常讲的三加皮，又叫白勒，也是带刺的植物。

学会治咽喉肿痛、跌打损伤的肿胀，可以再拓展到治疗癌症肿瘤。

病虽不一样，但治法无差别。肿瘤不过是更顽固的肿而已。

所以我们还是消肿、流通气血、降毒浊，这三个治疗思路。

之前有一个子宫肌瘤的病人找到我，看看有没有办法不用手术。

我说，有一个"代刀汤"，代替手术刀的汤方，治疗这些子宫肌瘤。

她当时体虚脉弱，寸口沉取有些涩结，是虚中夹实。所以用党参、黄芪，培补正气；用三棱、莪术破实；川牛膝、泽泻降浊；顽积要用带刺的药，再加上杠板归、皂角刺。

她吃了3个月的汤药，肌瘤逐渐变小，最后消失了。

很多肌瘤，如果有中草药配合运动锻炼，很多良性的

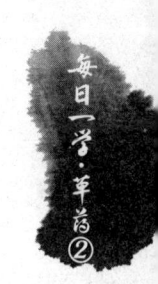

肌瘤消失，只是时间的问题。

遗尿

好，我们今天要跟大家讲的这味草药有点神奇，它专管排尿。

尿频、尿急、尿多、尿床，它通通管得住。芡实的力量都还没有它强，只能做它的助手而已。

"水陆二仙丹"有哪味药？芡实、金樱子。一个在水中，一个在陆地上。它们号称两味仙子，为什么说它是仙子？为什么说芡实只是它的辅助搭档？

因为金樱子甘甜，甘甜益力生肌肉。而且它带有一点点苦涩，肌肉有力，膀胱括约肌收缩、舒张的功能会很好。

所以这味药专治尿频、尿急、尿床。

有一个西山村的病人，他的尿频很严重，一个晚上得跑七八次厕所，他说，真恨不得把尿缸放到被窝里。

我告诉他："我有一个叫'丢尿缸'药，金樱子。"

他说："哦！这个就是'糖罐勒'嘛，我上山可以挖得到。"它的根和果实一起，根的收摄力量比较好，用10～20克，金樱子用30～40克，煮水吃下去。当天晚上，只上了3次厕所。吃到第三天变成了1次。之后，大部分时间都不再夜尿了。

所以从这个例子我可以看出，金樱子缩尿。

不单是缩尿，遗精、滑精都可以用它，凡是往下漏的

病症，止不住了都也可以用它。所以《药性赋》一句口诀，就把这味药最厉害之处道破"涩遗精"。

再跟大家讲小孩子，我们上半年在二村义诊的时候，碰到很多小孩尿床。治疗小儿尿床用尿三味，金樱子、黄芪、牛大力，各用20～30克，基本上当天晚上吃了，当天晚上尿床现象就减少。

黄芪能升提中气，使尿不下陷；金樱子能收敛精华，使尿不外溢；而牛大力能壮骨腰肾，使肾的存储能力加强。所以三味药堪称是小儿之宝啊！

在山里有个才五岁左右的孩子，一个晚上尿5次。

然后他爷爷就找到我这边来，用几根牛大力、金樱子和五指毛桃，当天晚上煲汤给孩子喝，第二天晚上好了。

所以说金樱子治小儿遗尿之功，非同凡响。

那你们今天就学会了小儿科里头的尿频尿急。

失眠

再跟大家讲一个，金樱子它可以治失眠，这点很多人不知道。

上个月有一个失眠的病人，失眠尿又多，金樱子配枣仁。酸枣仁炒过后打成粉末，再加一点五味子，收敛作用非常好。吃了以后，就睡得好了，而且晚上不会被尿叫醒。

其实很多人失眠，就是心神不安，加上精关不固。

心动则五脏六腑皆摇，尿就守不住，金樱子把尿收住，枣仁跟五味子安心神，这个觉准睡得好。

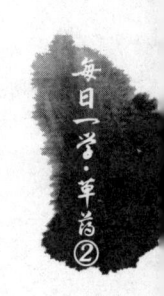

所以这是一个非常好的三味药的组合，呈三足鼎立之势，这本书出来后可不得了了。

你们就一个汤方，拈三味药过来。

头颈部的葛根、党参、川芎。

胸肋部的枳壳、桔梗、木香。

肠胃的小茴香、苍术、厚朴。

腰腿的杜仲、黄芪、枸杞子，

肩臂的桂枝、桑枝、小伸筋草。

……

腹泻

对于小儿脾虚面黄肌瘦，腹泻，大便不成形。告诉你们一个小方子，金樱子10克，芡实10克，如果瘦人用白术10克，胖子用苍术10克。煮水，当天吃，当天腹泻现象就会减少。

诸湿皆属于脾，脾主消化主运化，金樱子、芡实、白术或者苍术，能够加强脾胃运化，减轻腹泻。

揭西一个老师，经常腹泻，又没时间煲药。

我说："金樱子、芡实和白术，放进水瓶里用热水泡上，或者直接用水煮滚了，再焖上。"

他每天喝一壶，喝了三天腹泻的症状就消失了。到现在他还在喝，他说，喝了很舒服，还能长肉。

因为脾胃功能强了，就像一片水土不流失的田地，庄稼长势才会好。

白带异常

再讲白带异常，我们当地有一个草医，他经常在龙山里挖草药。他告诉我，金樱子又叫"蜜糖罐"，它浑身是刺。把它成熟后的籽掰开，挤出肉来，像蜜糖一样甜，所以叫"蜜糖罐"。

只要是偏清稀的白带异常，不臭浊，用100克金樱子的根部加冰糖煮水，当天吃下去，白带量就会减少，吃两三次就可以治愈。白带臭浊，要清热；白带清稀，要收敛固涩。

器官下垂

老年人乳房下垂、子宫下垂、胃下垂。金樱子的根配黄芪、五指毛桃各20～30克，煮水喝，各种器官下垂会慢慢缓解，胃下垂也有可能逐渐恢复。

黄芪、五指毛桃能够上提，金樱子可以内收，一提一收，乳房、子宫、胃这些器官就不掉下来了，这是药物的两个动作。

在中医古籍上讲涩可固脱，脱肛、子宫脱垂等这些具有脱相的病症，要找涩味药，金樱子一进嘴就是甜涩涩的。

我在文化中心义诊的时候，村长带来一个子宫脱垂的病人。

我说："第一，你要练八段锦的，两手托天理三焦，要升提；第二，用蓖麻子捣烂敷在百会穴，就把子宫跟肛门

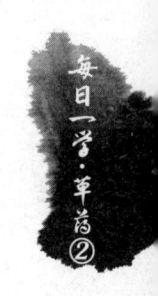

往上提；第三，补中益气汤加金樱子，专治子宫脱垂，气虚下陷，百用百效，吃下去胃下垂都会减轻，脱肛也会好转。"

一个星期后，这位子宫脱垂的病人从县城里过来，告诉我，药吃得很舒服，带着朋友也过来看病。

溃疡

再跟大家讲糖尿病足，足部痒、痛，甚至溃疡，用金樱子的根煮水过后加梅肉草。

梅肉草又叫生肌草，它可以让溃烂的局部长出新肉，它甚至还可以修复胃溃疡、肠溃疡的溃疡面。

梅肉草的汁液黏得像胶水一样，有助于覆盖创面。金樱子收敛疮口，梅肉草生肌长肉，这是凤阳草医的治疗思路，普通医生用药不容易达到这个境界。

烧烫伤

烧烫伤，用金樱子的叶子捣烂后，加茶油敷在患处，伤处愈后不留瘢痕。

金樱子还可以治腰肌劳损、跌打损伤……太多可以治的了，我们留待明天来继续分享。

我说到好药材，就会没完没了，灵感就像井喷一样。

好！明天更精彩！

草药小贴士

金樱子别名刺榆子,刺梨子、金罂子、山石榴、山鸡头子、糖莺子、棠球、糖罐、糖果、蜂糖罐、槟榔果、金壶瓶、野石榴、糖橘子、黄茶瓶、藤勾子、螳螂果、刺果、灯笼果等。味酸涩,性平,无毒,归肾、膀胱、大肠、脾、肺经。能固精涩肠,缩尿止泻。治滑精,遗尿,小便频数,脾虚泻痢,肺虚喘咳,自汗盗汗,崩漏带下。

(1) 治梦遗,精不固:金樱子十斤,剖开去子毛,于木臼内杵碎。水二升,煎成膏子服。

(2) 治小便频数多尿小便不禁:金樱子(去净外刺和内瓤)和猪小肚一个。水煮服。

(3) 治男子下消、滑精,女子白带:金樱子(去毛、核)一两。水煎服,或和猪膀胱,或和冰糖炖服。

(4) 治白浊:金樱子(去子洗净捣碎,入瓶中蒸令热,用汤淋之,取汁慢火成膏)、芡实肉(研为粉)各等份。上以前膏同酒糊和芡粉为丸,如梧桐子大。每服三十丸,酒吞,食前服。一方用妇人乳汁丸为妙。一方盐汤下。

(5) 治脾泄下利,止小便利,涩精气:金樱子,经霜后以竹夹子摘取,擘为两片,去其子,以水淘洗

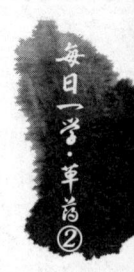

过，烂捣，入大锅以水煎，不得绝火，煎约水耗半，取出澄滤过，仍重煎似稀饧。每服取一匙，用暖酒一盏，调服。

(6) 治久虚泄泻下痢：金樱子（去外刺和内瓤）一两，党参三钱。水煎服。

(7) 治久痢脱肛：金樱子（去刺、仁）一两，鸡蛋一枚炖服。

(8) 治阴挺：金樱果（去内毛和种子）一两。水煎服。

(9) 补血：金樱子（干了，擦刺令净，捶碎去子，切焙）、缩砂一半。蜜丸梧子大。空心，酒或盐汤下五十丸。

第38日
白饭草

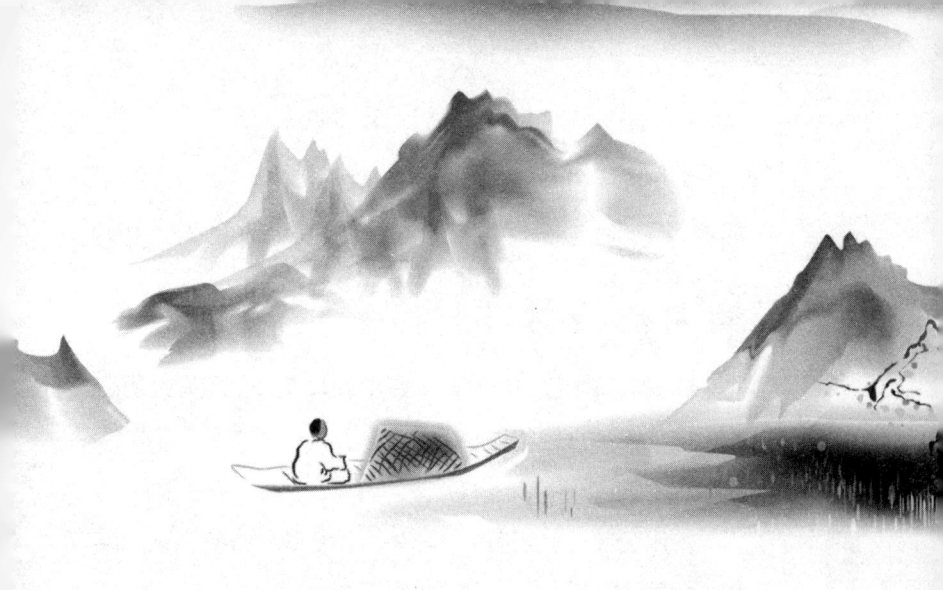

9月4日 暴雨 台风 刘屋桥

今天狂风暴雨,全镇的学校都放假,但我们没有。风雨可以影响外在的工作,但是不能影响我们的学习。

学习要遇强则强,迎难而上,这是很重要的精神。我发现,很多人学得好不好的关键就在这里。

以前我学医的时候,背诵药物,没有下狠功夫,背完就忘。然后我就下狠功夫,除了用嘴巴去读、去背,还用手来抄。因为下了苦功夫,记得就很深刻,现在就享受到它的好处了。

我们昨天讲金樱子，它是收敛固涩药，能够收涩人体的精、气、血、液……它最显著的功效就是收敛尿液。

遗尿滑精

昨天我骑车经过镇江桥，以前在坝头圩找我看过病的一位老人家高兴地叫住我，感谢我，让他家的孩子不再遗尿了。

就用金樱子、五指毛桃和牛大力三味药。这三味药涩精、缩尿，收涩人体的精华。

在"戒色吧"上有一位网友，长期手淫导致滑精，一周内2~5晚会出现滑精的症状，长达半年之久，他问我该怎么办？

我说："金樱子配五味子熬成膏。"他吃了半个多月，滑精症状就消失了。

我们都知道孙思邈在《千金方》中讲，凡精少则病，精尽则亡，不可不思，不可不慎。所以，年少，保精是第一关，这个精越固密，身体越好，智慧越高。

缩尿用金樱子配牛大力，固精用金樱子配五味子。

动则汗出

有些人很容易出汗，动则汗出。我们要找涩味的药，能够收敛固涩。

玉屏风散（黄芪、白术、防风）加金樱子治疗气虚不固、精华外泄的汗证，如虎添翼。

有建筑工告诉我，他的汗从头湿到脚，衣服换了又湿，湿了又换，出汗像流水一样。

我说："用金樱子、黄芪煮水冲服玉屏风散。"

他吃后再去工地干活，汗出少了，体力也更持久。

因为，汗多伤阴，汗为心之液，汗血同源，大汗就是出血，大汗会亡阴、亡阳。

咳嗽

金樱子还有收敛止咳的功效，久咳不愈的病人大多脾肾两虚，所以我用四君子汤加金樱子来治疗。

一个广州来的小孩子咳嗽老不好，我说："到这个阶段就不要用消炎药了。"用四君子加金樱子、芡实、山药、莲子、薏苡仁，一派健脾收敛之品。喝了三天，就斩断了咳嗽的根。

所以用金樱子配合健脾之药，可以"斩咳尾"，把咳嗽的尾巴给斩断。

疲劳

还有些人精气神不足，容易疲劳、困倦。这个时候用党参配金樱子，党参补精气神，金樱子固摄精气，两者配合补气固精。如果肠胃不好，加些陈皮，这个小药方就出来了。

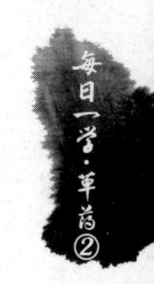

黄疸

今天要跟大家分享一味在田地里常能看到的草药，在它的绿叶中有数朵白色的小花和黑色的果实，是一种外形很独特的草药，见过一次一辈子都能记得，它就是白饭草。为什么叫白饭草？它结的花像一粒粒的饭粒。

这味草药喜生长在水沟边，擅长利水消肿。

所以水湿病，如湿热黄疸，用白饭草配合溪黄草。我以后的百草园里，必种的就是溪黄草，白饭草不用种，到处都能找到，溪黄草不种就难找了。

溪黄草长于湿地，凉利之药生湿地，溪黄草最擅利胆去黄，见到身体上的黄浊，都可以用它。所以溪黄草这味药，我会大讲，特讲！

水煎服这两味药，治湿热黄疸，这也是一位老爷子教我的。他告诉我，以前他们村里，有一个浑身都发黄的病人，是光鲜的黄色。刚开始很光鲜的黄色，就用白饭草配合溪黄草，各100～500克都行，煮水服用。病人喝到第二天，身黄退掉一半，连服四天便全部退掉。

初发的黄疸多是湿热偏重，久黄一般是脾肾两虚。

湿疹

湿疹瘙痒直接用白饭草50～60克，水煎服，另外再采些祛风除湿、止痒的草药煎水来洗，内外兼治，效果立显，还价格低廉。

所以学草医，至高境界就这八个字"效果立显，价格低廉。"采来寻常的草草木木，花很少的钱却能把病治好，才是草医高手。

急性扁桃体炎、咽炎

凉利的药，还治热火病，典型的表现就是急性扁桃体炎、咽炎，我们经常会碰到这一类病人。

一个咽炎的病人在家里找到我，他已经病了一个多星期了，痛得吃东西都索然无味，问我该怎么办呢？

我就说："你去找岗梅、灯笼草，加白饭草。"

这三味药的处方治疗平常所见的咽炎基本上一剂知、二剂愈。

岗梅就是秤星树杆，灯笼草这味药我们也会讲到，它长得就像一个灯笼，里面结有一个像灯芯一样的果，叫灯笼草。

他第二天回来说，咽炎好了，还有一些痰咳。又开了其他草药把痰咳的尾巴也斩断。

如果声音沙哑，咽喉疼痛，白饭草加桔梗、甘草是特效。

急性胃炎

热火病还有其他的表现，吃辛辣食物引起的急性胃炎，用白饭草配上鸡公寄罗，鸡公寄罗也就是南五味子的根。

这是一位龙尾的医生的经验，他去山里采药，我问他：

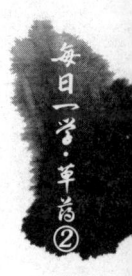

"采这么多白饭草干什么？"

他说："你不知道，我每年要用白饭草和鸡公寄罗，治胃病。治疗急性胃炎的胃痛，这两味药是宝啊。你要知道南五味子，当地叫'痧丸子'，就说能治疗肚腹胀气。所以你懂得一味南五味子，基本上懂得治疗因为消化不良引起的痛症了。"

他教了我一句口诀"酸甘辛咸苦，南五味子最补。"

他采回来一大堆草药，总是就很快用完，因为找他看病的病人太多了。

因为急性的胃痛是它局部气机不通而痛，久之会形成水肿、炎症。分析它形成的机制以后，用药就很有方向了。不外乎就是行气止痛，消炎消肿。南五味子行气止痛，白饭草消炎、消肿。

肠炎

讲完咽炎、胃炎，再跟大家讲肠炎。

上车村也有一个阿婆，她很钟爱这味草药。

因为每年她的孩子回到家里来过年的时候，暴饮暴食之后就会腹泻，这基本上是一个普遍现象。她就用白饭草配合凤尾草治疗腹泻。

这两味药煮水，兑上一些蜂蜜也行，如果腹泻带血的情况比较严重，凤尾草要多用。

而湿邪、热邪导致的肠炎，采50～100克新鲜的白饭草，水煎，加蜂蜜调服。大便排得畅快，湿毒去得也快。

白带异常

还有白带异常。用白饭草配合鸡冠花水煎服,鸡冠花可以引白饭草到下焦清湿热。

霉菌性阴道炎

还有很难治的霉菌性阴道炎。用消炎的方法很难彻底治好,容易复发。必须要健脾除湿,清除湿热,霉菌才会难以生存,就像梅雨季节,除霉总是除不干净,一旦到了干爽的秋天,那些霉菌自然就会消失。

用白饭草配合地肤子、白鲜皮,就是治疗各类阴道炎很好的组合。

目干涩

白饭草还能够明目退翳。如果,最近用眼过度,眼睛又干又涩,白饭草加糖煮水喝下去,眼睛就会清凉起来。

虫蛇咬伤

因为虫蛇咬伤局部是红肿、瘙痒很严重,白饭草恰好能够解毒、止痒。它虽然身上不带刺,但是它能凉血。诸痛痒疮皆属于心,凉血可以缓解痛痒。

用白饭草捣烂,敷在虫蛇咬伤的部位。

泌尿系统炎症

白饭草味甘淡带酸涩。淡味入腑通筋骨，也就是说这味药能够清出筋骨里的毒素。一旦，白饭草进到身体里，对泌尿系统结石、膀胱炎、尿道炎都有疗效。

二村就有一个老爷子，那天去拔罗网藤被我看到了。

他告诉我，罗网藤配合白饭草、车前子可以排结石，他的儿子就是这样治好的。

所以，碰到采草药的阿叔、阿婆，要留心，可能张开嘴巴一问，一个方子就出来。

很多人问用药的剂量，这些平和无毒的新鲜草药，拔一大把，大胆用。

好，我们今天白饭草就讲到这里，这里面有很多星星点点的小经验，要握住。

学一味草药其实很简单，药典也好，《青草药图谱》也好，《实用草药全书》也好。你摊开来，抓住一本书，反复去咀嚼，发展思维，学习它的配伍，思考为什么这么配伍。

我刚才讲的全都是配伍的智慧，有基础的读者，一下子就会旁通很多。

为什么这个胃炎的，它要加这个鸡公寄罗？鸡公寄罗入胃。

为什么肝炎的要加溪黄草？溪黄草专入肝。

为什么这个肠炎的要加红藤？红藤专治肠痈肠炎。

为什么就在咽炎的药加这个灯笼草？灯笼草是咽喉的

引经药，咽部的肿胀、肿痛会逐渐缓解。

这些都是配伍的智慧。"兵无向导，不达贼境；药无引使，不至病所。"方中没有引药，难以直达病灶。

好，我们今天白饭草讲到这里，更多的精彩在明天。

草药小贴士

别名：白饭藤（潮汕）、白饭菜、枯维饭（惠来）、白米缀桃（潮安、澄海）、乌饭藤（海丰）、老虎尿、蝴蝶草（澄海）火炭只药（饶平）、水拖沙（潮州）、沙坝仔、白饭仔（陆丰）、火崩星（广州）。味甘淡微酸涩，性凉，无毒。内服能清热利湿，凉血解毒；外用拔毒消肿。入肝、肺经。

主治湿热痢疾，小便浑浊，白带，喉痛，失音，血淋；外治皮肤红肿热毒，乌疱，久年烂疮，湿毒，妇人乳痈。

(1) 治湿疹：白饭草60克，水煎服。另取鲜全草水煎熏洗之。

(2) 治湿热黄疸：白饭草、鸡骨草各30克，水煎服。

(3) 治湿热痢疾：白饭草30克，水煎冲蜜服。

(4) 治痢疾：白饭草30克，猪血250克，共煮食猪血及汤。

(5) 治男女败肾小便混浊：白饭草30克切碎，鸡蛋一个，加白糖煮食。

(6) 治白带：鲜白饭草60～90克，白鸡冠花3～5朵，水煎服。

(7) 治失音：白饭草30克，蝉蜕10个，桔梗12克，甘草3克，水煎服。

(8) 治喉痛：白饭草、灯笼草头各30克，水煎服。

(9) 治肺脓肿：鲜白饭草、葫芦茶、鱼腥草各30克，青壳鸭蛋2个，水煮食。

(10) 治上呼吸道感染：白饭草、一枝黄花、大蓟、杠板归各30克，桔梗12克，水煎服。

(11) 治皮肤红肿热毒、乌疱：白饭草适量，捶红糖贴患处。也治久年烂疮，白饭草适量，水煎洗患处。

第39日
蛇 莓

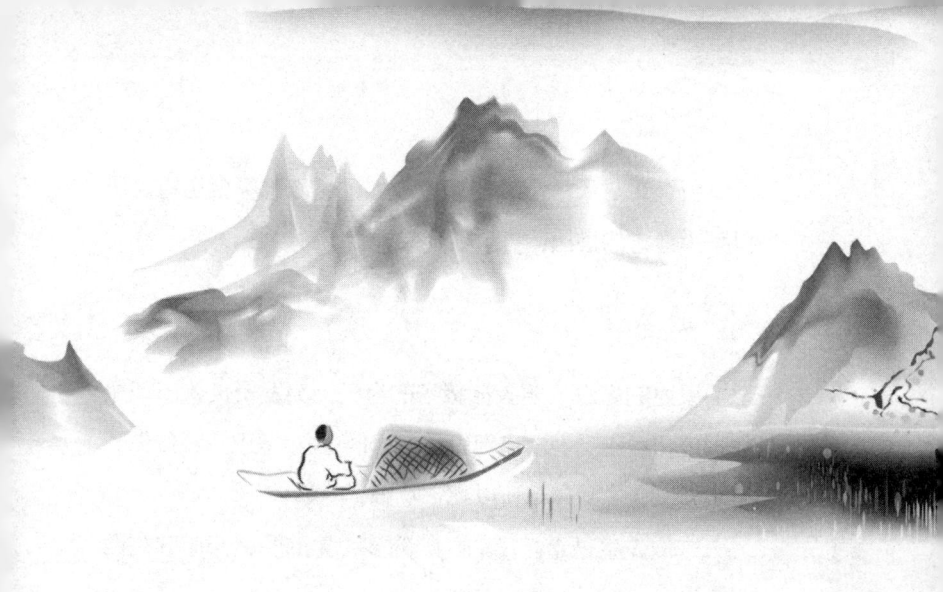

9月5日 晴 湖心亭公园

昨天讲白饭草,它的名字在书上叫"火炭母",火炭的母亲啊,能制服一切急性热毒。

我跟大家分享几个案例。

鼻血

经常流鼻血的阿婆,草医告诉她用一大锅煮过糯米的水来煮白饭草喝。一天一碗,连喝两天,到现在都没有再出过血。

白饭草甘淡酸涩,性偏凉,加了糯米水不会伤胃。所以别小看它的搭档,糯米不简单。

尿血

尿血的猪农,要去抓猪子的当天,突发肾炎,出现尿血的症状。碰到一位堪舆先生告诉他:"小意思,我传你一个小方子,你将来都可以靠它吃饭,哈哈!"

这位先生是走江湖的,听的多,见的多,知道的东西也多。

猪农按照他的嘱咐,采来一把白饭草煮水喝,第二天尿血消失,又可以去干活了。

因为白饭草性凉利,能入三焦、肾,味酸涩能收敛。

疔疮

火毒严重到一定程度,它会变成疔疮,所以有句话叫"疔疮原是火毒生"。所以治疔疮要治火毒,特别是表面凸起、颜色红赤的疔疮,用白饭草捣烂后加红糖敷在患处。这个方法专治烂疮、疔疮、皮肤红肿热毒,甚至经久不愈的疮。

好,我们今天要跟大家分享另一味药,这一味药长在低矮的湿地中,同白饭草一样是凉利的草药。它匍匐在地上生长的,结红色的小果,与前面讲的刺菠相似。

它的名字叫蛇莓,当地又叫蛇菠,植株低矮,果实色红入血分,性偏凉,故能清热凉血;味酸,能够消肿解毒。

咽喉痛

我最早知道这味药是读小学的时候,邻居去水沟边采回来治疗小孩子的咽喉痛,当时他家的孩子痛得都吃不下饭。

治疗咽喉痛,用新鲜的蛇莓50～100克煮水,再加点糖调味。喝一两次,喉咙痛就好了。蛇莓这味药是药性非常平和的咽喉疼痛良药。

腹泻

水湿盛的腹泻,用新鲜的蛇莓加凤尾草,各30～50克,水煎服。只要是肛门热痛的,大便黏腻难排,这两味药服下去会排得很干净。

所以,湿毒内陷的严重腹泻,用蛇莓和凤尾草可以把藏在里面的湿邪清出来。

口腔溃疡、牙痛

蛇莓具有消肿止痛的功效,比如口腔溃疡痛得不得了的时候,采来新鲜的蛇莓捣烂取汁,含在嘴里,疼痛就会减轻。

所以牙痛、口腔溃疡、局部糜烂疼痛,就蛇莓一味,这是庵背村一位医生的绝活。

有一次,他告诉我,有些药茶根本不用煎煮,采新鲜的草药捣烂榨汁,含在嘴里就可以,连煎药的工夫都省了。

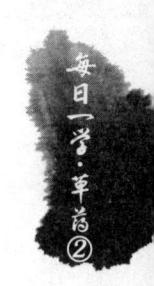

除了牙痛、口腔溃疡，局部的疔疮痈，蛇莓捣烂以后，就敷在患处，也有消肿止痛的效果。

所以它是热、肿、痛的克星。

颈部淋巴结节

我以前经常碰到咽喉部有结节的病人，严重到吞吐都不利索。

我观察到，常熬夜的人、痰浊多的人，容易出现这样的症状。怎么办呢？

新鲜的蛇莓50～100克，加上带刺能开破的刺苋，再加一味桔梗引药效到咽喉。这三味药专治咽颈周围淋巴结节、痰结。

治疗肿瘤包块，就用上面这种"三足鼎立"的思路。

第一，找带刺的草药，如刺苋，消肿破结。

第二，找直达病灶的引药，比如咽喉部的引药——桔梗，桔梗能利咽开音。

第三，痰结破开后，找能善后，"清理战场"的草药，如蛇莓，蛇莓能够消肿解毒、清热凉血、利湿退浊。

所以，治病像带兵打仗一样，历代中医用药如用兵，治身如治国啊！

癌症

蛇莓在治疗癌症方面，有广泛的应用。

五经富有一家青草店，那里的人告诉我，治乳癌，就用黄石藤。黄石藤就是穿破石，穿破石的根金黄色，能钻到各个石缝里。我们当地叫黄石。

用黄石藤配合蛇莓，各 100 克煎服，治疗乳癌。

肝经布胸肋，所以凡是胸肋部位的肿块、结节，肝气郁结的产物，都用穿破石来走通肝经。再借助一味蛇莓"清扫战场"，排出湿毒邪气。

后来我想，穿破石带刺，带刺的药常入肝胆。而蛇莓作为凉利之药生湿地，长在地势低矮的地方。告诉大家一个秘密，凉利的药一吃到嘴里，就立马跑到肛门和膀胱，跑得跟兔子一样快。像车前草、白饭草、软枝埔犁，这些植株低矮的草药，一吃下去，立马走到胱肠。

这当中包含了两个动作。一是把结聚的病邪打散；二是把病邪赶到胱肠，再排出体外。

所以治病有一个思路叫"清利胱肠，死保心肺"。就是说，清理胱肠，膀胱、肠道通畅，排浊排邪，人不容易生病；尽力保住一个人的心、肺功能，心能泵血，肺能够呼吸，人才有机会活下来。

穿破石通利肝胆，再靠蛇莓走膀胱、大肠，祛邪排毒。所以青草药里头，蛇莓清利胱肠的功能非常强。

虫蛇咬伤

蛇莓味酸甘性凉，酸能收，凉能降，甘能解毒。如果被虫蛇咬伤了，捣烂新鲜的蛇莓外敷伤口，局部的红肿痛会快速消失。

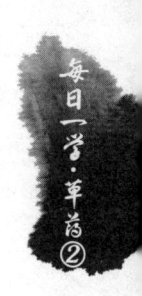

这是草医郎中传给我们的方法。

外感发热

普通的感冒发热初起时，蛇莓和白花蛇舌草捣烂榨出汁来服用。退热的效果非常快，可能从你家走到医院的这点时间，它就把热给退下来。

子宫内膜出血

热毒性的子宫内膜出血，脉象有力。这种症状，在草药书上说，用新鲜蛇莓60克，加叶下红、墨旱莲各30克。叶下红去火，墨旱莲消炎止血，蛇莓降浊。三味药同用，子宫内膜出血好得非常快。

学药学到一定程度，会发现癌症怎么治疗，普通的疮痈肿毒也怎么治疗，这个思路比多学一百样药物都重要。

我好像在讲一味药，其实我用五行的思想、阴阳的思想，还有升清降浊、扶正去邪……这些思想都可以在每味草药中体现。

所以会治病的人，用平常的药，也可以治疗重大疾病；不会治病的人，各种名贵的药，也治好小病。

这就像武侠世界里，高手只凭一把铁剑闯天下，功夫差握着削铁如泥的宝剑，反倒会伤着自己。

我们学草药其实也是在练功夫，练你的眼界、出手的分寸。

好我们今天分享到这里，明天更精彩！

草药小贴士

蛇莓，别名蛇泡草、三匹风、龙吐珠、三爪龙。野杨梅、地莓、三叶蔗、爪龙、蛇泡草。味甘苦，性寒。具有清热解毒，散瘀消肿，凉血止血之功效。主治热病，惊痫，感冒，痢疾，黄疸，目赤，口疮，咽痛，痄腮，疔肿，毒蛇咬伤，吐血，崩漏，月经不调，烫火伤，跌打肿痛。

(1) 治感冒发热咳嗽：蛇莓（鲜品）30～60克。水煎服。

(2) 治痢疾、肠炎：蛇莓（全草）15～30克。水煎服。

(3) 治黄疸：蛇莓（全草）15～30克。水煎服。

(4) 治火眼肿痛或起云翳：鲜蛇莓适量，捣烂如泥，稍加鸡蛋清搅匀，敷眼皮上。

(5) 治咽喉痛：蛇莓适量，研细面，每服6克，开水冲服。

(6) 治对口疮：鲜蛇莓、马樱丹叶各等量，饭粒少许，同捣烂敷患处。

(7) 治腮腺炎：蛇莓（鲜）30～60克，加盐少许同捣烂外敷。

(8) 治带状疱疹：蛇莓（鲜全草）捣烂，取汁外敷。

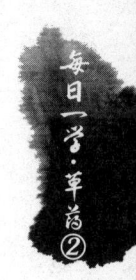

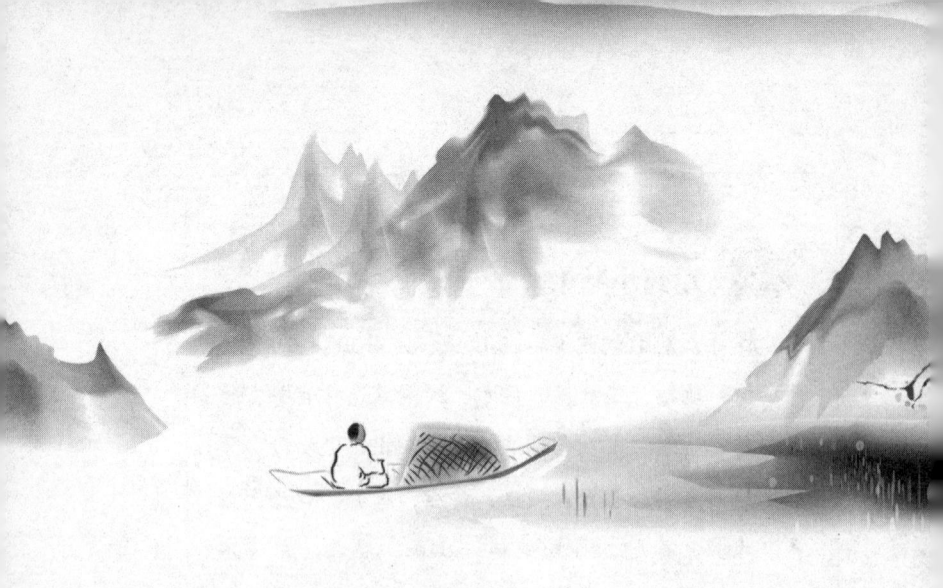

第 40 日
血风藤（南鸡血藤）

9月6日 晴 湖心亭公园

我早上起来，已经看到落叶，不是被风打落的，而是自然掉落的。见一叶落，而知人间秋凉，饮半盏江水，便晓江湖滋味啊。

昨天我听说，素梅婆已经80多岁的老人还天天过来听草药，拼命学，却记性不好，记不住了。

听到这个，大家都一笑了之，其实我感触很大，其实28岁到82岁的距离，一不留神就越过去了。

每年就是这样，才觉池塘春草绿，阶前梧叶已秋声啊。

昨天讲的蛇莓功效非常广,内服清热解毒、消肿止痛,外用消炎退火。

比如肺热咳嗽、咽喉痛,蛇莓、灯笼草各20克,水煎服,兑一点糖,既好喝,又能止咽喉痛。如果胃寒的病人再加点红糖,如果胃热的病人再加点盐。

治疗腹泻用蛇莓配凤尾草,各20～30克,对于热毒型的痢疾效果良好。或者单用蛇莓100克煎服。

每到逢年过节,常有人到溪边、田埂边拔蛇莓,因为家里有不少人暴饮暴食导致腹泻。

上车村的村民告诉我,他们周围人得了腮腺炎,就用蛇莓(蛇菠)和刺菠两种"菠",捣烂过后煎服。可以清肠道中的热,使身体局部的红肿消退。

基本上,服一次消一半,服两三次后,红肿基本上就不见了。

如果局部长了疔疮、肿毒,用捣烂的蛇莓加点蜂蜜直接敷上去,就是专治无名肿毒的要药。

我们发现被毒虫咬伤用蛇莓治疗效果很好,比如之前,有个孩子被毛毛虫蜇伤了。他嫌弃地说,这条毛毛虫又黑又丑。

我说,你知不知道这种又黑又丑的毛毛虫,将来变成蝴蝶是五彩缤纷,很漂亮啊,越丑,咬人越厉害的毛毛虫,变成的蝴蝶越漂亮。所以,小时候越不听话的孩子,若是教好了,大了越有作为。

用捣烂的蛇莓加酒敷在患处,那种痒痛热感瞬间解除。

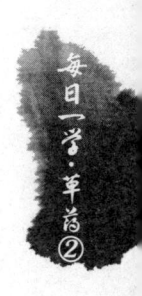

蛇莓就是无名肿毒的克星，专治毒虫咬伤。

那个带状疱疹呢？治疗带状疱疹有很多药可用，像捣烂的含羞草外敷也是治疗带状疱疹的药，但只能治疗普通的带状疱疹。

含羞草又叫什么草？怕丑草，哈哈。所以，像情绪易激动的高血压病人，如果面皮还很厚，不怕丑，是不是应该用一用啊？还有精神狂躁，一拍桌子就要打人的人，是不是可以用啊？

含羞草有效果，但是蛇莓的效果更好，全草捣烂直接外敷，新鲜的草药效果很好。

有人说没有新鲜的，那等我们百草堂一建立，会采很多蛇莓，晒干研成粉末，存在罐子里。一有带状疱疹的病人，就装一小包拿回去用麻油一调，擦在患处。擦在哪里，哪里就不敢长疱疹。

药调好了，首先要擦哪里？打蛇要打七寸，首先要擦初发的地方。那是"蛇头"，是带状疱疹的头部，擒贼先擒王！

还有急性乳腺炎。蛇莓、蒲公英各30～50克捣烂后，用水煎服，治疗乳房胀痛、急性炎症效果非常好。

还有，蛇莓配墨旱莲治疗子宫出血；脖子上长出的硬结，用蛇莓配牡蛎，专治痰核瘰疬，平时还要多吃海带，海带味咸软坚、散结、降浊。

好，蛇莓我们就讲到这里，今天要跟大家讲的这味药，是我们岭南草药界的一个奇迹，一朵奇葩。为什么？

因为只要家中有老人，有妇女，都用得上它。而且这味药既是风湿药，也是补益药，还号称是月子药。几个领域都被它占了。

它叫南方鸡血藤，具有先补血再祛风的功效，所以它又叫血风藤。

关节痛

我曾经看见，有人从山里出来，摩托车上绑满了血风藤。就问他，拿这个干什么？他说，关节痛，用这个煮水洗1次就好了。

天时变化过后，有人浑身酸痛、没力，用血风藤加五指毛桃、大枣，煮水服，关节痛就会消失。

它是藤类药，藤类药的共性是通经络，而且把它割开，会滴出红色的液汁，像鸡血藤一样，煮过后满盆都是红色，所以它入血分，补血。

像这种既补又通的草药，我们用的很多啊！

进补上火

有一次病人过来说，吃了四君子加玉屏风散，鼻炎是减轻了，可是有点上火。给他加了血风藤、陈皮。这是老师教的，凡是服补气血的药容易上火，就加血风藤、陈皮。

血风藤活血，陈皮行气，气血流通，火热就消除了。就像一个人觉得好烦好闷，到外面走三五公里再回来，烦闷感就消除了，越是闷在家里越难受。

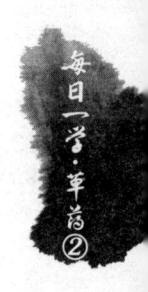

膝软无力

血风藤还有一个很好的名字叫"老人根"。素梅婆告诉我为什么叫老人根?

老年人的膝关节容易酸软无力,因为筋、经都萎缩了。用老人根 50～100 克,"若要身体好,煮水加大枣",再加大枣煮水服,有助于恢复,这是民间补血、行血最好的小汤方。

腰痛

它还有一个很漂亮的名字——红牛大力,它的作用跟牛大力有得拼,牛大力更多是壮腰力,而老人根强腰血,一个壮气力的,一个强腰血,它们两个是绝配。

在我们岭南尤其是五经富,有五大补腰肾的药。称为"五虎将"。

第一,牛大力;第二,巴戟天;第三,五指毛桃;第四,血风藤;第五,金樱子可以让腰腿有力,又可以治疗尿频,前几天才讲到。

草医郎中告诉我,采来新鲜的"五大",不论什么老慢病,主方子里都放一点点进去,效果很好。因为所有病的后期都是脾肾两虚,都需要补益脾肾。

这"五大",也是这位草医郎中治疗腰腿酸痛的法宝。他用"五大"泡酒,就是风湿药酒;用"五大"煮水喝,就是壮腰腿,提高抵抗力的良药。

他还说，有的时候药不够了，只用两三样都管用。

有一个风湿腰痛十多年的病人，去珠三角求医问药两年都没治好，回到家乡来，就用这五味药煮水喝，喝个十来剂，腰痛减轻了，再喝了三个月的"五大"药酒，彻底好了。

他高兴得不得了说，早知道这么好，就不到外面求医这么久了。

然后这个草医郎中真会说话，怎么会说话呢？

他说，就像吃包子，吃到第七个饱了，你说多亏了这第七个包子，早知道前面六个不用吃了，那怎么行？

人家不揽功，因为这些天地造化给你的功劳，你只是借用。

所以做人啊，谦虚一点好，谦光可掬。

所以，下等的相人，看形象，通天鼻、招风耳、颧骨高耸、天庭饱满……

这只是形法，真正的相法，看的是神。看一个人谦不谦虚，态度放得够不够低。谦虚的话，他将来就是步步高升。

雷军的办公室夸张一点来说，就像茅草庐一样。

他说，到现在我都把我放在创业的草创阶段，永远在上升阶段。仅此而已，谦虚到极处。

他说，如果给我办公室搞得很气派，那是成功者，就要开始走下坡路了。

所以我们学草药的地方，屋上无片瓦，最原始朴素，

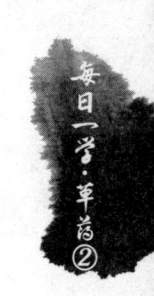

才有那个干劲,不然一安逸了,就容易停止进步。

所以修学如撑水上舟,暂歇竿时便下游。若不努力勤精进,何时能够到滩头。

不怕苦,拼命撑,苦一下就到滩头了;怕苦,撑两下停一下,白发苍苍还在原地打转,好辛苦啊。

人老老在腰,金昌叔说,我八十多了还能到处跑,除了经常锻炼外,我还有草药护体。隔个一年半载就接受一次"敬孝汤"的洗礼,千斤拔、牛大力跟鸡血藤3味药,专补腰肾通经络,因为人老老在腰腿,所以给老年人喝这个汤,是在敬孝。如果胃口不开,再加点山楂、陈皮。

所以学中医,可以把孝道尽得更圆满,不知医者不足以为人子,不知医者只不足以为人父,人人都要知医,才可以照顾孩子、孝顺老人。

化疗后气血亏虚

广州一个淋巴癌病人放、化疗十几次,整个人彻底"干枯"了,体重由110斤掉到80多斤,嘴唇煞白,三四年不敢回家,怕吓到人。

打电话来问我怎么办。我说,还好我有招,有什么招?我在学校的时候,最喜欢在图书馆淘宝,阅览室里有很多中医药报告。

这是我跟杨医师学习的时候,他告诫我的,他说,学医不需要到处跑,每天看一份杂志,一份中医药报纸,可以得到很多别人的经验方。

老先生80多岁，在我们当地很出名，门庭若市。他上午看病，下午还去农场，他的龙眼林有上百亩，龙眼多得没办法摘。

有一次我就在学校阅览室里看到，用几斤鸡血藤熬膏，或者熬成糖浆，服用有利于放、化疗后气血康复。

就这个思路，我告诉病人说，用鸡血藤熬糖浆，再加几个大枣。糖浆既可口，又补气血，还能保护胃。

她吃了1个月，嘴唇变得有点红润了；吃了2个月，胖了3斤；吃到现在，已经大半年了，长了十来斤，而且没有再去放化疗，癌症也没再发作过。

我就想到，原来治疗癌症不需要去找那些猛药、毒药，普通补气血的药才是能伴随我们走一辈子的药。

贫血

虎峰小学有个贫血的孩子，不能再上学了，要去医院治疗，他妈妈问我该怎么办？

我说，有一个小贫血汤，你要不试一下？

小贫血汤，黄芪20克，血风藤20克，当归5克，大枣5枚，龙眼肉10克。

他喝了1个月，脸色红润了，嘴唇不白了，再去检查指标都正常了，医生还把这个方子抄走了。

孩子妈妈说，以前煮药叫孩子喝，都得三请四请，现在孩子主动来问，今天的药呢？

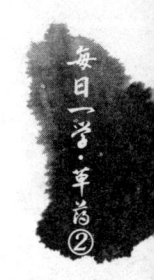

因为我还在原方的基础上加了几片山楂，开胃口。

如果孩子不太喜欢吃药，放两样东西进去，药就会变得好喝，一个是山楂，一个是罗汉果。

我再跟大家讲一个妇人，她有个习惯，经常蹲着干活，突然间起来，头晕都要摔倒了。这是一过性脑缺血，血气不足。

治疗起来很简单，还是用小贫血汤，黄芪、当归补气血，龙眼肉、大枣滋阴液。

血风藤能把气血输送到全身上下，各个需要的地方。

在我们当地常用五指毛桃代替黄芪，五指毛桃就是南方的黄芪。

她吃了一个星期就见效，睡眠好了，还气足声大。最重要的是下蹲去、伏案再起来，头没有再晕过，血风藤把气血送到头脑，送到腰腿送到四肢，这就是补益药的绝品。

皮下出血

还有一个湖北的妇人，她血小板减少，稍有擦碰，皮下很容易出血，严重的时候，整条手臂泛乌青。

她说，做什么工作都觉得很郁闷，如果不治好病，就不去工作。

我碰到很多这样的病例，一定要吃血风藤膏，一次用500~1000克血风藤熬出一个星期的量，放在冰箱保存，可以加点蜂蜜或者糖浆，这是最好的喝法。

她吃了一个多月，皮下出血的症状大为减轻。以前，一出血止都止不住，得用力按住伤口。现在，出血的伤口很快就凝固了，这就是血风藤补血、止血的效果。

小儿疳积

小孩子营养不良，面黄肌瘦，告诉大家这个最好的思路是什么？是"双鸡"，鸡屎藤和南鸡血藤。

鸡屎藤推陈，鸡血藤生新，这个推陈生新汤，专治小孩子营养不良，面黄肌瘦，各类的基本上都管用。

也可以买血风藤糖浆（或鸡血藤糖浆）和鸡屎藤糖浆兑在一起。

如果饥饿感不明显，鸡屎藤糖放多一点；如果气虚面白，鸡血藤糖浆多放一点。

痛经

治疗妇人痛经，就一味血风藤熬膏服用，闭经、痛经它通治。

为什么呢？因为血风藤通补，色红入血分，大剂量服用，坚持服用。

好，我们今天血风藤讲到这里，还有很多厉害之处，我们留到明天吧，时间到了，精彩都是不断。

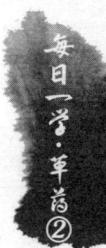

草药小贴士

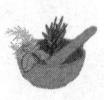

血风藤别名翼核果、青藤、铁牛入石、青筋藤、血风根、扁果藤、血宽筋、红蛇根、牛参、老人根、穿破石。味甘涩，性温，入肺、脾经，能补益气血，祛风活络。治气血亏损，风湿疼痛，跌打损伤。

广州部队《常用中草药手册》：补气补血，舒筋活络。治气血亏损，月经不调，风湿筋骨痛，四肢麻木，跌打损伤。

《广西中草药》：补血祛风，强壮筋骨。治贫血，风湿性关节炎，腰肌劳损。

(1) 治风湿性腰腿痛：翼核果根、半枫荷、钉地根、穿山龙、鸡骨香、软枝杜（芯）各30克，浸酒1000毫升，常饮。

(2) 治慢性肝炎：翼核果根、甜多年根15克，白小娘30克，水煎服。

(3) 治各种风湿痹症：翼核果根、血风、络石藤、虎杖、记罗根、鸡血藤、水高丽、钉地根各30克，鸡骨香15克，浸酒2000毫升，常饮。

(4) 治瘫痪：翼核果根、刺习根各15克，钉地根30克，水酒各半炖服。

(5) 治风湿痛痹：翼核果根、春根藤、血风、吊风、刺刁、桑根、刺茄根各15克，臭黄藤根、山葡萄根各30克，猪脚筒1支，水浓煎服，每日1剂，连服3～5次。

(6)治久年风气不愈：翼核果根、穿山龙、吊风各15克，马胎根、三叉苦、棋糊根、山盐酸鸡各10克，刺刁6克，浸酒1000毫升，常饮。

(7)治久年跌打损伤：翼核果根30克，千下捶20克，刺刁10克，穿山龙、饭筒根各15克，马胎根10克，浸酒1000毫升，常饮。

本品内服常用量干品15～30克。

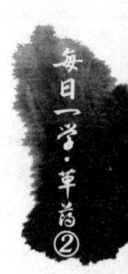

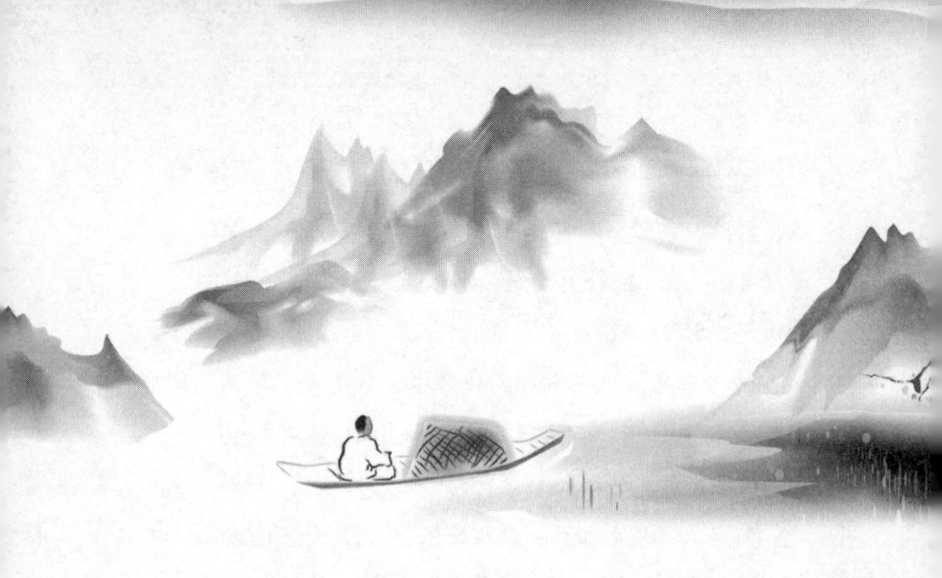

第41日
佛手柑

9月7日 晴 湖心亭公园

上一讲"每日一学·草药"介绍了血风藤（鸡血藤）。鸡血藤能让血脉通畅。它的汁是红色的，入血分。

血风藤治疗血液病，无论血虚还是血瘀，例如：贫血、月经不调、闭经、跌打损伤、风湿关节痛、经脉痹阻、四肢不利等，都能用其补血、通脉。

治疗贫血，熬鸡血藤糖浆，贫血虚劳一切亏虚之疾服后，能够让血满壮。普通补血药容易使人燥热，鸡血藤在补血的同时又能行气，所以不会觉得燥热。

鸡血藤常常在汤药里起画龙点睛之用。中风后遗症的病人，气血两虚，补中益气汤加鸡血藤50克、黄芪100克。黄芪加鸡血藤，一定要重用！一个补气，一个补血，你身体哪个地方缺乏气血濡养，它就会把气血送到哪里去。

鸡血藤治疗腰腿痛有3个思路。

第一，痛则不通。

首先用一些藤类药，例如：鸡血藤、络石藤、海风藤。

第二，不荣则痛。

壮筋骨、壮腰腿的药，例如：千斤拔、牛大力、五指毛桃。

第三，肾主水，水湿肾容易伤腰腿，所以加入利水湿的药，例如：炒薏仁、赤小豆、泽泻、牡蛎。

有一个阿叔说他腰骨痛，平时吃药嫌麻烦，问我有没有办法泡一壶酒，然后睡前就喝一小杯，这样省事。我告诉他用鸡血藤、金樱子根和巴戟天，三味药泡成药酒，阿叔吃了半年，后来腰痛都很少发作。中老年人如果不想吃药，可以考虑喝这个药酒。这是一个很好的药酒方。

再跟大家讲，有个贫血的小女孩，面色煞白，记忆力差。我们见她手脚冰凉就知道脏腑缺血，心主血，缺血后大脑和四肢的供血就不好，所以会出现手脚冰凉。对于这个病症只用两味药：鸡血藤和制首乌，熬成糖浆后加点酒。女孩子，吃了一个月左右脸色变得红润起来，手脚冰凉的感觉也随即消失。

何首乌补肾，助于造血，鸡血藤补血且行血，酒行药

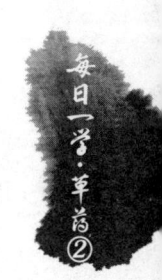

力，有足够的力量让血供给四肢。

还有治疗子宫肌瘤都知道用桂枝茯苓丸，再加上鸡血藤、川牛膝、山楂和黄芪效果更好。这个药方可以长期服用，这几味药对于肌瘤后期的气血两虚又有结块，所以肌瘤的后期要补气、消肌。我用黄芪和鸡血藤补气血，桂枝茯苓丸分化肌瘤。它们三个组合在一起，再用川牛膝引药到下面，既能活血又能利湿。

痛经很常见，而无论是哪种类型的痛经，将鸡血藤加到辨证方中，都有效果！

为什么？

不通则痛，血脉闭塞；不荣则痛，体内缺血。

鸡血藤服务很周到，如果你没气血，它给你补气血；如果你有气血，它给你通气血。痛经，如果遇风冷加重，将其熬水后加酒；如果普通体虚，熬水后加蜂蜜。蜜能补，酒能通。

金昌叔有一个治疗周身虚软无力的方子。劳损中后期，全身虚软无力，用党参、黄芪、当归、鸡血藤、山苍树和络石藤；其中前三味药补脾胃气血，四肢归脾所统管，后三味藤类药善通。

今天我们看下一味药：佛手柑。这一味药有点不得了，南方特有！

它的名字很好听，它的长相让人一看就觉得很舒服。它像佛陀的手，号称佛手柑。

佛手柑，柑有什么特点？柑橘，能行气、疏肝理气，而且它味道平和，还能健脾化痰。

食积

这个药方是从老先生那里学来的，用佛手柑、香橼、陈皮各10克。这几味药疏肝、和胃、健脾还能化湿，调理消化系统。它可以平时拿来代茶饮。这茶简直是酒后痰多者的福音啊！

小孩子吃饭不知香，拿起筷子不夹菜。这是因为有食积。我们前面讲过可以用鸡屎藤，效果很好。但是食积较轻，想要平时泡茶喝而且味道比较可口，那就是陈皮，麦芽、佛手柑。三味药各用5～10克。口感好，吃了胃口也好，胃口好百病消。

我在诊疗的过程中发现几乎所有人得病都会有三种共通的特点。

第一个没胃口；第二个没心情；第三个没精神。

所有人得病后，总归都会归到这里。

我们需要找出治没胃口的一系列药：香橼、佛手柑、陈皮、麦芽。

而没心情和没精神的呢？治没心情用香橼、佛手柑、柴胡、郁金、香附；治没精神用鸡血藤、杜仲、黄芪、当归、枸杞、大枣，味甘甜的药能够益力生肌，吃了会有力量感！

佛手柑三大作用：

理气止痛。

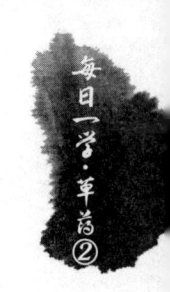

疏肝解郁。

消食化痰。

咳嗽

很多中老年人咳嗽痰多，用陈皮、佛手柑熬水，这就是最好治疗慢性支气管炎，咳嗽痰多的保健汤法。

胃胀

俗话说：木克土胃发堵，饮食不化变毒物，再好营养也胀肚。

木克土，木就是肝，肝火犯胃，所以有些人吃完饭，肚子胀，并不是吃了不干净的东西而是心太急；人心一急，胃会胀气。

胃，以降为和。

张仲景讲诸呕吐，谷不得下，小半夏汤主之，就生姜配半夏，用佛手柑加姜半夏治疗胃胀，能降阳明胃积。

想把孩子养得特别好，要常备佛手柑，配合一点点茶叶，每隔两三天给孩子泡一壶，孩子胃口就不会差。

孩子的胃口好了就很少生病。

保健方不一定要用很多补药来提高抵抗力；只要提高他的消化能力即可！有些人说要提高抵抗力，要用黄芪、党参。其实对孩子来说，反而不能轻易用党参、黄芪、枸杞。

这三味药对孩子来说药力过大，经常服用容易引起早熟。这时消化的药就是补药，消化好了，营养就高，消化不好的话，再好营养变毒物。

佛手柑、陈皮和茶叶加在一起，就是小孩的助消化药。不亚于健胃消食片。

胃痛

治胃痛，用佛手柑配延胡索。如果说胃胀是由于气滞，那么胃痛则是有瘀滞。

李时珍讲过，心痛欲死，速觅延胡。

元胡止痛片的主要成分是延胡索。用佛手柑来泡茶，送服元胡止痛片，治疗普通的胃痛效果可谓立竿见影。

佛手柑中含有很强烈的芳香油，尤其是叶子。因此叶片做药能疏肝理气，果实能够健胃消积。

草药小贴士

佛手柑又名枸橼、香橼、佛手、蜜筩柑、蜜罗柑、五指柑、福寿、福寿柑、手柑，佛手柑根。味辛、苦、酸，性温。疏肝理气，和胃化痰。治肝气郁结之胁痛、胸闷，肝胃不和、脾胃气滞之脘腹胀痛、嗳气、恶心，久咳痰多，胃痛，呕吐，噎膈，并能解酒。

(1) 治食欲不振：佛手柑、枳壳、生姜各3克，

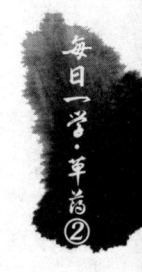

黄连0.9克。水煎服，每日1剂。

(2) 治肝胃气痛：鲜佛手柑12～15克，开水冲泡，代茶饮。或佛手柑、延胡索各6克，水煎服。

(3) 治湿痰咳嗽：佛手柑、姜半夏各6克，砂糖适量。水煎服。

(4) 治鼓胀发肿：香橼去瓤200克，人中白150克。共为末，空腹白汤下。

(5) 治妇女白带：佛手柑25克至50克，猪小肠33厘米。水煎服。

佛手柑根：

(1) 治十二指肠溃疡：佛手柑鲜根30克，醋制鳖甲粉9克，猪心1个。水炖服。

(2) 治癫痫：佛手柑根30克，雌白绒鸡1只，宰净。炖服。

(3) 治男人下消，四肢酸软：鲜佛手柑根15～24克，猪小肚1个，洗净，水适量煮服。

第42日
梅肉草

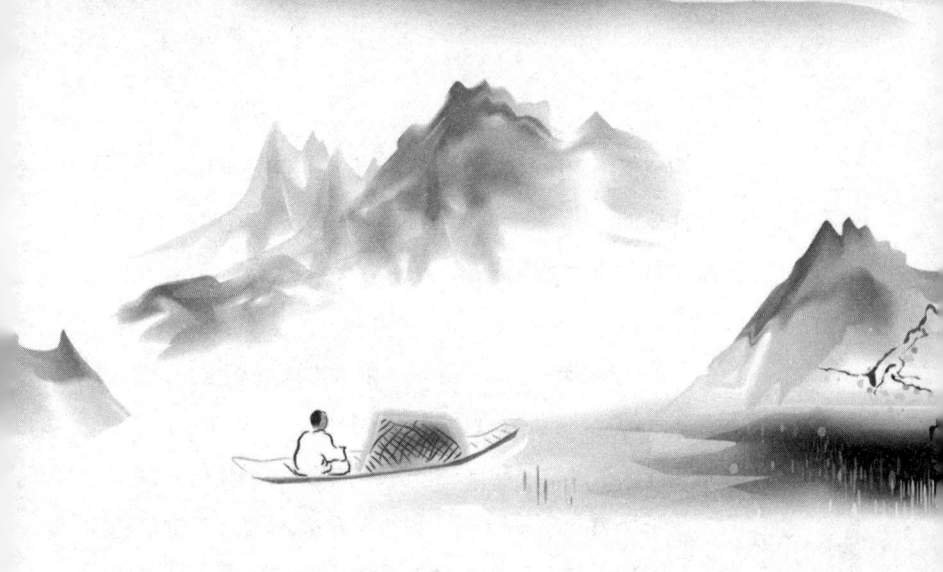

9月8日 晴 湖心亭公园

首先,我们回顾一下"佛手柑"。

它可以治胃病,"养胃五点"配上佛手柑茶,基本没有治不好胃痛胃胀。

养胃五点就是"少点、慢点、淡点、软点、暖点。"

我去国学馆讲课的时候,一个病人反映说:"老师你这个养胃五点值千金。"我跟他说不止千金。三年的胃病,用养胃五点加陈皮、佛手柑、麦芽来泡茶,就能喝好。

如果胃冷,吃凉的食物后不舒服,加姜、肉桂。

如果胃热、反酸，加黄连1～2克、蒲公英5～10克。

我在汕头讲课时，一位老师咳嗽痰多，很典型的肺中痰浊壅盛。我让她用陈皮、麦芽、佛手柑泡茶。麦芽疏肝，肝能生风。

陈皮化痰顺气，能够降浊；佛手柑疏肝和胃。这茶喝下去胸开郁解，痰浊就像风吹云散一样。

凡暴饮暴食，或暴喜暴怒引起的痰浊，就用佛手柑。

孩子厌食、不爱吃饭、胃胀、食欲不振，用佛手柑、麦芽、山楂、陈皮。这是黄金搭档，专门治疗食欲不振。一个泡茶方解决了一家人的烦恼。

如果胸肋有问题，一个要找肝，另一个要找胃，肝胃不和胸肋痛。

木土相克，肝胃不和，胸肋就会作痛。我们要找疏肝降胃的药，那就是佛手柑这味药。它的作用相当于小柴胡疏肝散，柴胡疏肝，枳壳降胃。

五经富的村里都种有佛手柑，而且他们还做佛手柑茶。

佛手柑跟陈皮一样，你只要保存得好，越陈久，降浊的力量越好。

人生四大病：外感、饮食、情志、疲劳。

佛手柑它已经治疗了两大病。佛手柑能调节饮食和情志，因为它一能疏肝，二能降胃，如果它再配合香附、郁金，那就是解郁者的良药；如果它再配合苏叶、生姜，它就是治外感、饮食、情志的组合。

用佛手柑配点参粉，给易疲劳的病人，尤其对于现在好多疲劳驾驶的人来说，简直是良药。微微有点芳香的，能开胃，能提神的就是佛手柑、陈皮两味药，开胃提神还不够啊，还得有精力，再加党参、大枣。另外男病人加枸杞，女病人加龙眼肉。大枣、枸杞、龙眼肉喝茶的时候一起嚼服。佛手柑的芳香之气让人冲动，佛手柑配陈皮，这样泡茶不会太刺激，因为刺激过后，后面更虚。

感冒初起，气滞畏寒怕冷。用佛手柑、苏叶、生姜，能开汗孔。

遇到鼻炎，用四君子加黄芪、陈皮、炒麦芽、佛手柑、神曲。

肝炎用佛手柑10～20克加败酱草治疗。佛手柑入肝，败酱草可以降浊；佛手柑顺其性，败酱草降其浊。

还有小孩疝气痛，用小茴香、橘子核、陈皮和佛手柑，各抓5～10克，泡茶或者煮水给孩子喝。即使疝气痛得厉害，吃下去后，痛能就缓解了，因为这些都是行气中的佳品。如果孩子觉得痛得实在厉害，你再调点糖，甘能缓急。

今天要跟大家讲的这味草药，梅肉草，也叫虱母头。

腰痛

梅肉草，擅治腰痛，当地农民百姓多有因为挑担导致腰部扭伤，无论是急性还是陈旧性，用梅肉草、大枣、党参煮水，吃几次腰酸痛就能好。

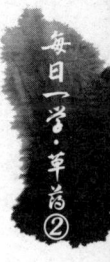

我治疗筋骨疼痛，就用党参配合威灵仙，一个补一个通。如果病人不疲劳，不受这些风寒湿冷寒，那么他不会痛。再用酒炒艾叶或者苦刺心外敷，知道这些基本上就掌握住了民间常规颈肩腰腿痛的治法。

创伤

梅肉草有一个神奇的名字叫生肌草，又叫皮肉草。生肌草是什么？它能让伤到的肌肉长好。

有一个病人做完手术过后，腰很痛。我说，手术肯定会伤到肉，叫他用梅肉草100克加几个大枣，煎水服用，因为大枣也能壮肌，吃完后腰不痛，手术没有瘢痕。

另外农民在山里干活的时候，用镰刀时不小心，手就被划到，肉一割开来有时能见到白色的骨头。

这时将梅肉草捣烂，加一点红或者消山虎。

消山虎、一点红起消炎的作用，梅肉草生肌。一个能长肉，一个能让它不发炎，伤口就会好得很快，一个星期伤口即可愈合。

感冒

普通的感冒发热，伤风感冒、发热，用金银花、连翘加梅肉草。金银花解表，连翘能清肝肺的热。梅肉草呢？它能提高你的体力。

倦怠乏力

正因为能提高体力，因此它有一个特殊的功效：治疗劳倦乏力。

梅肉草加仙鹤草跟大枣，二草一枣汤。这叫疲劳汤。

一个开长途车的病人，他总觉得头晕，我让他用仙鹤草、大枣、梅肉草、黄芪四味药泡茶。

结石

治疗结石，用车前草加猫须草。

结石的病人容易反复，尤其病人体质差，用这个方法：梅肉草、黄芪、车前草、猫须草。猫须草、车前草管利尿；黄芪、梅肉草管扶正。煮水后，一个月喝2～3次。

梅肉草、黄芪是专门加强体质的，体质不好，体内污浊排不出去，车前草跟猫须草专门帮助将污浊排出体外。

疮疡

皮肤生疮，将梅肉草捣烂敷在上面。如果疮已经破溃，梅肉草中还要加鸡蛋清或蜂蜜，鸡蛋清蜂蜜它能甘甜益力生什么？生肌肉。

疮痈破溃、局部烫伤都可以用这个办法再辅以蜂蜜或鸡蛋清敷在上面，既没有瘢痕，肉又长得好。

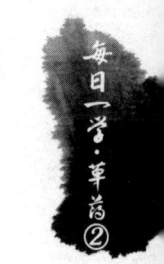

胃溃疡

梅肉草既能外用又能内服，对于严重胃溃疡的病人，梅肉草、白及各10克。局部胃修复得很快，它黏黏的就像一团肉，所以说它为什么叫皮肉草。

这是今天"每日一学·草药"的内容，每天都很精彩。

草药小贴士

梅肉草别名硬枝枚肉草（汕头）、皮肉草（潮州）、生肌草（潮安、揭阳）、虱母头、生毛英仔草（潮阳）、小号虱母头仔（普宁）、黄花虱母头（揭阳）。味甘淡微涩，性平，无毒。内服消风散气清热止痢；外用拔毒生肌。入脾经。主治感冒风热，赤白痢疾，腹泻，头风痛；外治皮肤疮疖肿毒，已溃疮疡。

(1) 治风湿性关节痛：软枝胶播15克，臭黄藤根、山梅根、山葡萄根各10克，水煎服；软枝胶播头、桑树根、钉地根、山葡萄各15克，水煎服。

(2) 治肠胃风热作痛：软枝胶播、蛇舌草、刺苋头各15克，蚶壳草10克，水煎服。

(3) 治坐马痈：软枝胶播鲜叶适量，活蜗牛7只，共捣烂，敷患处，日换药1～2次。

(4) 治胎毒、湿疹、头疮：软枝胶播、猪母菜水煎外洗患处。

(5) 治疖肿：软枝胶播、白花磨其草各适量和红糖捣烂外敷。

(6) 治指疖疔：鲜软枝胶播适量，酒少许，捣烂敷患处。

(7) 治痈毒疮肿：鲜软枝胶播、白东枫、过江龙、龙胆草、叶下红各适量和红糖，捣烂外敷患处。

(8) 治脓肿作痛、不出脓：鲜软枝胶播，捶烂外敷。如疮口较大，酌加少量三黄末或龙胆草共捶烂，外敷患处。

本品内服常用量鲜品根21～45克，干品根15～21克。外用适量。

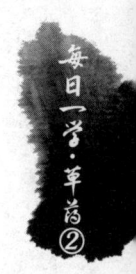

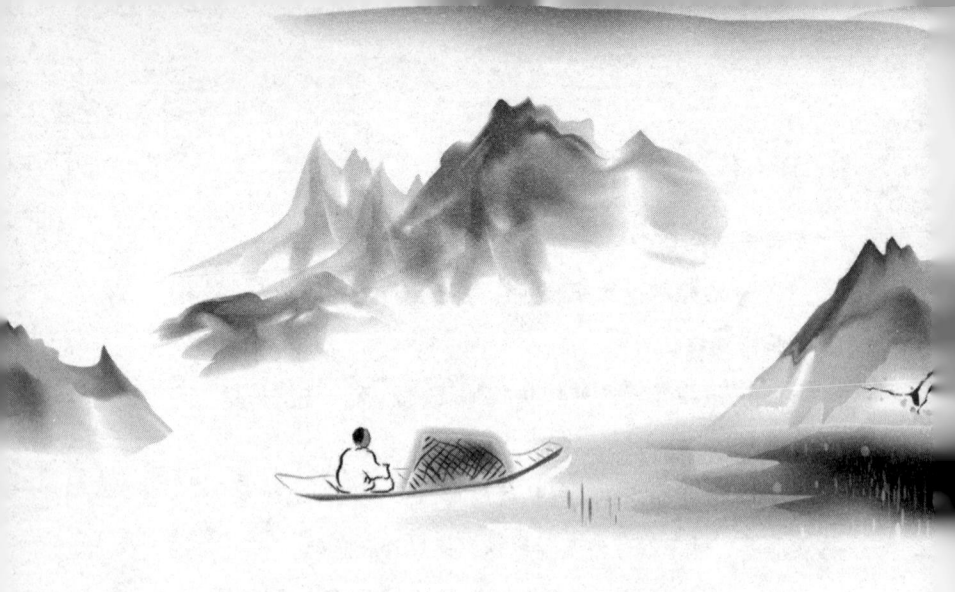

第43日
穿破石

9月9日 晴 湖心亭公园

我们今天开始，昨天讲哪味药？

梅肉草，嚼烂后黏黏的，像嚼梅肉一样，很有梅肉的黏黏的感觉，能够生肌长肉，所以它有一个很好听的名字叫"生肌草"。

这味药可爱之处在于扶正跟祛邪同时进行，有一位糖尿病病人，已经发展成糖尿病足，足部溃烂两月余，我让他去拔梅肉草、墨旱莲。墨旱莲止血，让伤口不再渗血，并且还能消炎，另外它还能补肾。两味药捣烂兑蜂蜜敷在创面，一个多星期就能见好。

胃溃疡、十二指肠溃疡、肠炎等疾病，肠道黏膜壁发生病变，溃疡面像黄豆粒大小，这时用黄芪加梅肉草，这个组合非常棒。黄芪生肌益力气，梅肉草能清热利湿、消脓肿。两味药结合后治这些疾病，效果非常好。

遇上慢性病，下手治疗，永远的主旋律就是"扶正"。

治慢性鼻炎，我用梅肉草、仙鹤草、大枣先把抵抗力"扶"起来，加一味引药——苍耳子，能开窍，这就是慢性鼻炎的小汤茶方。

慢性中耳炎，用梅肉草、大枣、黄芪和菖蒲可以开耳窍。

慢性胃炎，用梅肉草、黄芪、大枣和蒲公英。

慢性肝炎，用梅肉草、黄芪、大枣、穿破石，疏通肝胆系统。

慢性病久治难愈的原因是脾肾两虚，所以梅肉草、仙鹤草、大枣再加黄芪可以补脾肾。这里面你拿出两味药，三味药，四味药都管用。

如果遇上慢性结石的病人，泌尿系统结石、肾结石，要用梅肉草100克加猫须草50克，这是一个很值得推广的经验。因为，可怕的不是结石，而是结石形成的原因，很多人有结石体质，一是因为好吃，身体血液浓稠度会增加；二是懒动，血液流动性会变差。

就像河床一样，如果浓稠度增加，流动性变差，泥沙就会淤积。

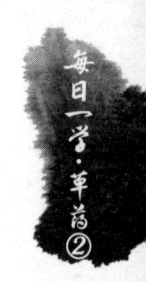

如何治理河道？在我们五经富，有一条龙江，一个月左右，就大放水一次。水坝放水，带着那些泥沙就冲下去了，保持河床的干净。如果泥沙不冲走，河床越积越高，水都可能淹到镇子上。

我们治疗泌尿系统结石和治理河道都是一个道理，要利水，利小便。长期尿频尿无力的病人，要靠黄芪、梅肉草补充力气，再加上猫须草、车前草……随你变化使用，就是结石体质的良方。

结石病人，第一要注意个人体质，第二注意当地水质问题。

有结石病人说，没办法长期来看病。问我，有什么可以长期保健吃的汤药。

我说，有啊，长期保健吃的药里黄芪是首选，还有梅肉草、党参、大枣这些补益药，再加上猫须草、车前草。

一个月之后，他的亲戚跟我说，他排出了七八颗黄豆粒那么大的结石，不仅这样，原来偏高的血压也正常了。

我们这个时代，我总结出来两种病，一种是劳损病，是劳累过度后疾病发作；另一种是急火病，莫名其妙心浮气躁、暴躁如雷、烦热难寐。

劳损病我用黄芪、甘草、梅肉草、大枣、仙鹤草这些药来配对。急火病我用四逆散。

如果能灵活掌握这些草药，治疗慢病就能立于不败之地。

以后我必定会写两部书，一部是《急火攻心》，另一部是《诸虚劳损》。所以写书要切中要害，这个时代最容易出现的疾病就这两种。

还有治疗腹泻，要用梅肉草和刺苋，刺苋可以将毒浊排出，梅肉草可以扶正气。腹泻久不愈，梅肉草、刺苋扶正祛邪。

今天要讲的是穿破石。这味草药在我们南方，号称一绝。

我走遍群山，才把它找到，移植到门口，以后我们就可以引种了。

我们南方人说，穿破石不畏艰险，不怕顽石挡路，它那股穿破的劲，它的根可以从顽石缝隙里头来回穿破。

在当地有一个老郎中80多岁，用穿破石加新鲜的鱼腥草各30~50克煮水，治疗肺内痈疮，鲜药对脓肿热毒效果好。

穿破石在我们当地也叫黄石根，因为穿破石的根是金黄色，像在地下游走的一条蛇。

咽喉疾病

老人家说"烂喉咙"，用穿破石加白英各30~50克。白英对食管癌、肺癌有一定的疗效。白英把穿破石的药性引到肺和咽喉，穿破石可以活血通经、祛风利湿，将局部的痰浊、堵塞破开。

病情重的要加蚤休（七月一枝花）所有严重的疮痈都可以用这味药。

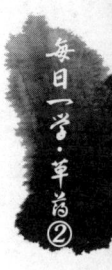

这味草药据说是李时珍去采药时发现的,像楼房一样,有两层,所以它的名字也叫重楼,可以说一切疮肿碰到它了就"退休"了。李时珍当时长期劳途,导致脚部长疮肿。他用了几次普通的草药疮口都没有愈合,直到发现了蚤休,把它捣烂敷上去才好。

后来他赋诗一首:

> 七叶一枝花,深山是我家。
>
> 痈疽如遇此,一似手拈拿。

"破积之药产高峰",蚤休这味药,就长在海拔比较高的深山里,经得起暴风雨雪的打击。体表的痈疮可以用蚤休,体内的脓毒也可以用。疮痈肿毒,局部发炎溃烂,用穿破石加七月一枝花。

以后可以做一个"痈疮手拈散",它治疗痈疮就像手指捏起一朵花一样轻松。

所以,治疗体内包括咽喉、食管、肺、胃的疮痈肿毒,穿破石加七叶一枝花,就是最好的搭配。

肺病

老人家又说"烂肺",用穿破石配蒲公英。老人家的治疗思路非常清晰,蒲公英清肺热,治标;穿破石增加局部的通透性。如果病人体力不够必须加五指毛桃、黄芪。这样一来,肺部就能慢慢修复好。

肝胆病

如果是"烂肝"的肝脏炎症、脓肿呢？穿破石专入肝，为什么呢？

穿破石身上长满刺，带刺草药多入肝胆系统。带刺的草药有胆有识，在哪都不怕。有人胆子比较小，就用黄芪加上带刺的穿破石，再加点辛辣的细辛1~2克，吃下去就能壮胆。

到时候，会发现药性如人性，人有喜怒忧思悲恐惊，七情之人，有人喜，有人忧，有人恐惧，有人大小胆，是说一个人到夜晚的时候胆子很小，平时脾气都很大。就好像窝里横，一到外面就夹着尾巴，这怕那怕，这样的人很多。

对于这些情志之病，我们要怎么样从中药世界里头，开发出一些草药来疗愈，这是一个大课题。

所以在我这里课题很多，根本没时间应酬。

如果是以前在余老师那里，老师吃饭都请不动我们，真是没时间出去，因为你要知道两年时间，为什么能写出二十本书。

这里头就是"惜秒如金"，在细节上用功夫，我们每一秒都不让它空过。

肠病

讲完肝，再讲肠。

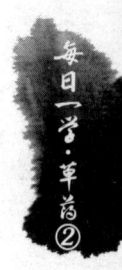

塘背村有一个十二指肠溃疡的病人，痛得很严重。我当时去鸭母湖村出诊，他慕名而来。我一剂药下去他就不痛了，惊呼为神。

我用的是穿破石、败酱草加四逆散。黄芪扶正，穿破石通经络，败酱草能祛除咽喉到肠胃的毒浊。如果是毒热实证，加蒲公英或红藤；如果是虚证，加梅肉草；如果经络不通，加皂角刺。

咯血

我还治过七八例肺结核咯血的病人，有一例在上车村碰到了，他吃了药咯血有减轻，药里面用穿破石、墨旱莲。

虚劳

江浙地带的劳力之人，过年回家会熬一大锅穿破石，全村一起喝，平时浑身酸痛，喝完就舒服了。

我拟了一个"诸虚劳损方"（穿破石、党参、大枣）。补加通，不上火，治疗跌打损伤、局部发炎、劳力损伤。能喝酒的人，喝这碗药的时候再加半杯酒，一觉醒来，疲惫感全消，让你又恢复年轻的感觉。

跌打损伤

以前我们当地山村里尚武成风，每个人都有跌打损伤，老人就用穿破石和苦刺心，煮水后加酒，喝下去局部瘀青肿块就会消退。

癌症

再跟大家分享"癌瘤糖浆",这不是我们的专利,是潘老师研究草药一辈子得出来的成果。

不管是食管癌、胃癌、肺癌、肠癌、肝癌、胰腺癌、膀胱癌……都用三味药,穿破石、蚤休、半枝莲。三味药各30～50克煎水制成糖浆。

这三味药可以说是治癌的猛将。

好!今天"每日一学·草药"就讲到这里。

草药小贴士

穿破石别名柘根,川破石,地棉根,退壳、黄龙退壳、牵牛入石、金腰带、黄蛇根、山荔枝、千重皮。味微苦,性平。止咳化痰,祛风利湿,散瘀止痛。主治:风湿筋骨痛、跌打损伤、腰肌劳损、贫血头晕、四肢麻木、月经不调等。用于肺结核,黄疸型肝炎,肝脾肿大,胃、十二指肠溃疡,风湿性腰腿痛;外用治骨折,跌打损伤。

(1) 治肺痨,风湿:穿破石、铁包金、甘草。同煎服。

(2) 治体虚白带:柘树根50克。水煎服。

(3) 治挫伤:蒌芝根和糯米捣敷。

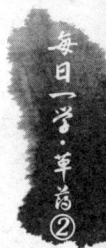

(4) 治小儿心热，重舌，鹅口：柘根（锉）5升。以水5升，煮取2升，去滓更煎，取五合。细细敷之，数数为之。

(5) 治疗急、慢性肝炎：取穿破石1千克，五指毛桃250克，葫芦茶150克，加水浸过药面煮2次，药液合并浓缩至1500毫升，加白糖300克及防腐剂，静置过滤。每次45毫升，对急性黄疸型肝炎及较重的慢性肝炎日服2次，轻症慢性肝炎日服1次，均以30天为一疗程。经治72例，临床治愈35例（急性黄疸型17例，慢性肝炎18例）；好转25例（急性黄疸型6例，慢性肝炎19例）；无效12例（慢性肝炎）。

第44日
骨碎补

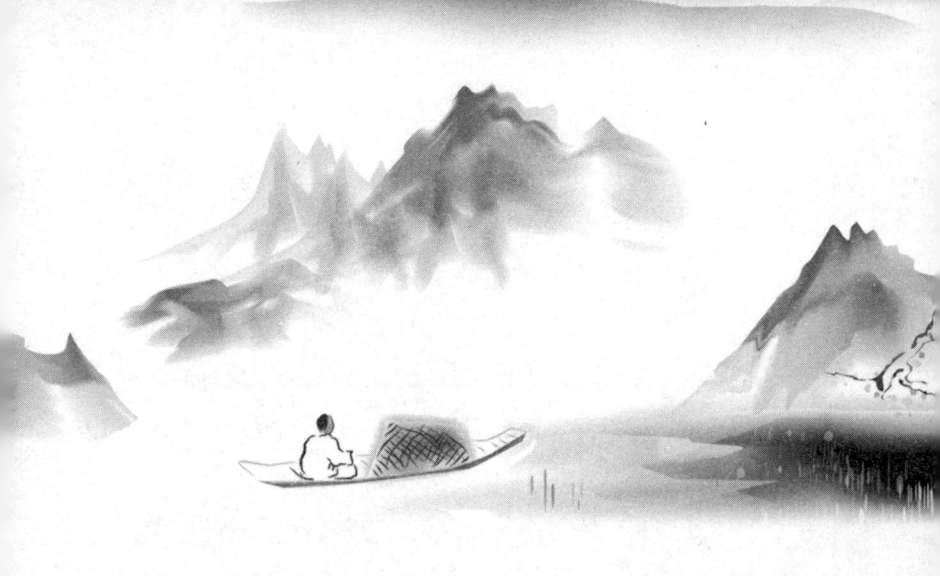

9月10日 晴 湖心亭公园

好,今天先复习穿破石。

如果把治病像打仗那样来看待,穿破石它就是药中的"突围先锋""尖刀兵团"。它身上带刺,根又善于在石头缝隙中穿行。

急慢性肝炎用穿破石、五指毛桃、葫芦茶。这三味药是治疗各种急慢性肝炎的特效组合。这三味药代表三个方法:葫芦茶代表降浊法;穿破石代表通透法;五指毛桃代表补益法。

有一首打油诗：只有正气弱，更无邪气强。扶得正气旺，百邪跑光光。

意思是人只有正气弱才会得病，正虚则留积。

曾经有一个厌食的孩子，面黄肌瘦，家人说吃了好多消积药不管用。后来他来找我，我告诉他要反其道而行，用：黄芪、党参、枸杞泡茶。有时不一定要在积上用药，要辨明积是怎么生出来的，正气弱。

正气弱，肠胃蠕动无力，正盛积自消，更无邪气强。因此不能只看到邪气强的假象，而要把正气扶旺，才能百邪跑光光。

穿破石的外观特点：根金黄，枝干带刺。

治疗跌打损伤，要用它的根皮，如果能削出它的根皮，用5～10克即可。如果用整棵的话，要到20～30克，水酒各半煎服。打伤过后局部瘀血，服用这个药恢复特别快。首先它可以活血通经，促进瘀血吸收。其次，它可以软坚散结，使局部炎肿消下去。

有些孩子容易得湿疹，而且久治不愈。这时用一味新鲜的穿破石即可。治湿先通经，经通湿自愈，治疗这些湿毒，你要把经络打通。这个过程就好比种田，乡下田地湿气很盛，农民在耕田的时候，有一片地如果靠近水边，就容易湿漉漉的。那么第一次下田不是去种菜，也不是除草，而是去挖水沟。水沟挖得四通八达，荒田就能变良田，所以有一句话叫水利不兴，农业不稳。

所以田地里头水道搞通畅过后，那些庄稼就能长得好，人体也是这样,现在得湿疹的病人那么多,为何?

久坐、玩手机、开车,久坐膀胱经容易堵住,水湿之邪不能及时利出去,就会从皮肤向外泛。另外以前有一个腰痛的病人来找我,我告诉他腰痛不单要吃药,还要练"两手攀足固肾腰"。具体做法如下:腿不要弯曲,然后手放到地上。膀胱经疏通,腰痛就解除。膀胱经乃人体水道,排浊之用。这条经脉疏通后,浑身都会很舒服。

有一个皮肤病特别严重的病人,我给他用麻黄连翘赤小豆汤。麻黄、连翘能够开表解毒。有人会好奇赤小豆也能用来治皮肤病?原因很简单,利尿。赤小豆,色红属火能入心,而诸痛痒疮皆属于心。再者,膀胱者,州都之官,水道出焉,腠理毫毛其应,人体水道、尿道、膀胱跟皮毛相通应。如果膀胱水道通畅,就会很少患皮肤病。

有人久坐不动得湿疹,除了给他治湿之外,一定要开通膀胱经。好比我们修水道的时候,在田地里架一座桥,而且桥底下我们会挖得很深,这里如果堵住了,你里面再四通八达都没用,都会积水。所以要开下游,我们用穿破石配合地肤子。

地肤子《药性赋》载:地肤子利膀胱,可洗皮肤之风。它能利膀胱,让膀胱通利;能够止皮肤之风,洗皮肤里的瘙痒风气,膀胱水道畅通,皮肤就没有痒痛。

穿破石配合地肤子是治疗"湿疹肿痛痒疮"的一个妙对组合。

我们今天要讲的这味草药号称跌打伤科奇药,既是补

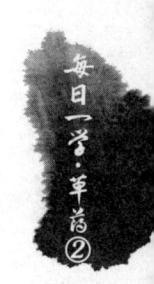

肾药又是祛风湿药，更是止痛药，它的名字叫：骨碎补。

只听名字就知道它治疗骨科骨伤的，按字面理解就是骨打碎了，它可以帮你补回来。

跌打损伤

治疗骨伤复位后局部还疼痛，可将骨碎补捣烂后加一点苦刺心或生姜，能通经络；局部是红肿，加苦刺心，降火消炎；局部已经瘀青，加生姜温通经脉。所以治跌打损伤要看局部是瘀血偏重，还是炎症偏重。与此同时，要用骨碎补泡酒，一味骨碎补酒就是骨伤康复后遗症的最好药酒。如果你想要它更完美，加熟地，因为加熟地过后味道好，还可以加杜仲。

药酒不但可以喝下去，还可以在外面敷，内外兼施恢复得比谁都快。我们当地的医院做了一组对照实验。

第一组：在医院里用常规消炎药，骨折复位后绷带固定，让病人静养两三个月。

第二组：在医院里用常规消炎药，骨折复位后绷带固定，再加中药：骨碎补、熟地、杜仲等。

病人出院前拍CT，通过对比发现用中药的那组骨伤之处长得很好，那瘢痕缝隙很小。这可以说明中药在骨病康复过程中的修复功能。

肾主骨，骨碎补、熟地和杜仲都能补腰肾，想要恢复得快还要健脾胃。

健脾胃，气血生化有源，在不补肾的情况下，骨头修复依然有力。但是起跌打伤的骨折，要用些活血药并且后期恢复就一定要补脾肾。

初起肿痛要活血，后期恢复补脾肾。这是口诀。

病初起大多用通法、泄法，病日久，大多用补法、壮法。

鸡眼

有些人由于穿紧窄的鞋靴或畸形的足骨可使足部遭受摩擦或受压部位的角层增厚，且向内推进，成为顶端向内的圆锥形角质物，称为鸡眼。用骨碎补捣烂后泡在高浓度酒精中半月以上，这时将鸡眼用温水泡软，再把那些外皮轻轻削去，最后将药汁搽上去即可。

骨碎补不但能够强壮肾和骨，还能祛风湿、止痹痛、活血。

治风湿关节痛

多数老年人都有风湿关节痛。通常我们用威灵仙，因其宣风通气，但是威灵仙加骨碎补，一补一通，效果就更好。

我们有的时候用杜仲加威灵仙，有的时候用枸杞加威灵仙，作用相同，都能够补肾通络。

风湿关节痛，第一治关节，关节属于骨所主；第二治风湿，治风湿就用威灵仙，治关节用骨碎补、杜仲、枸杞。这两类药搭配在一起治疗老年风湿关节痛，加在辨证方里

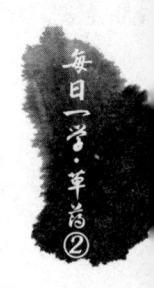

往往有妙笔生花、画龙点睛之效。

遇到骨质增生、退行性病变，缺钙，肾虚，大家要想到它，碎骨可补，这味药专门治疗骨虚。

牙病

有个病人牙痛，用普通的牙痛药没有效果，病人说自己满口牙痛。如果只是一颗、两颗牙痛，那你可能是上火了，但是满口牙痛一定是肾虚，牙齿松动。

老师让他用骨碎补60～80克，一味药煎水后吃下去。后来病人复诊时说第二天牙齿就不疼了，再吃几天牙齿都没那么松动了。

这个病例中，骨碎补一味药60～80克，超越常规剂量。病人在大补肾气后，牙齿就不会松动；大壮肾经过后牙就不痛，这种叫"不荣则痛"。原因是骨没有受到滋养，肾精滋养了，牙齿就会松动疼痛，并且这种痛是隐隐作痛，而不是剧烈作痛，也叫虚痛。这种痛的特点是，按之缓解。也就是说那些痛，你喜欢去按它摸它，这是虚痛，要用补药。

反之是实痛。你要用泻药、通药、清药、利药。

急痛的病人，痛处碰都不敢碰，就用海金沙煮水。

隐痛的病人，得吃参苓白术散，而且要吃1～2个月，虽然吃了一两次症状有所缓解，但是要吃1～2个月才能稳定下来。

审病当明虚实，调药当分补泻。方向不能错。

有人输液后会有耳鸣，重则耳痛。一位老先生用过白蛋白注射液回来都痛。老年人的体内阳气不足，耳窍就会痒痛。我让他用骨碎补、生姜、大枣煲水，骨碎补30～50克，姜枣适量。

老年人耳痛、牙齿松动都可以通过补肾调理，肾主骨，牙齿也属于骨，而且肾开窍于耳。

今天，骨碎补分享到这里，我们明天更精彩。

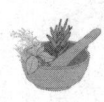

草药小贴士

骨碎补，别名为崖姜、岩连姜、爬岩姜、肉碎补、石碎补、飞天鼠、牛飞龙、飞来风、飞蛾草。味苦甘微涩，入肝、肾经。补肾强骨，续伤止痛。用于肾虚腰痛，耳鸣耳聋，牙齿松动，跌仆闪挫，筋骨折伤；外治斑秃，白癜风。

(1) 治腰腿疼痛不止：骨碎补50克，桂心75克，牛膝（去苗）1.5克，槟榔100克，补骨脂（微炒）150克，安息香（入胡桃仁捣熟）100克。捣罗为末，炼蜜入安息香，和捣百余杵，丸如梧桐子大。每于食前，以温酒下20丸。

(2) 治耳鸣，亦能止诸杂痛：骨碎补去毛细切后，用生蜜拌，蒸，从巳至亥，暴干，捣末，用炮猪肾空心吃。

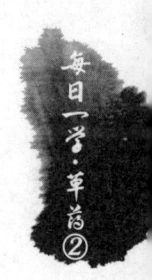

(3) 治肾虚耳鸣耳聋,并齿牙浮动,疼痛难忍:骨碎补200克,怀熟地、山茱萸、茯苓各100克,牡丹皮100克(俱酒炒),泽泻40克(盐水炒)。共为末,炼蜜丸。每服25克,食前白汤送下。

(4) 治牙痛:鲜槲蕨(去毛)50～100克。打碎,加水蒸服。勿用铁器打煮。

(5) 治金疮,伤筋断骨,疼痛不可忍:骨碎补(去毛,麸炒微黄)、自然铜(细研)、虎胫骨(涂酥炙黄)、败龟(涂酥炙微黄)各25克,没药50克,上件药,捣细罗为散。每服5克,以胡桃仁半个,一处嚼烂,用温酒一中盏下之,每日3～4次。

(6) 治跌打损伤:猢狲姜不以多少,生姜半之。上同捣烂,以罨损处,用片帛包,干即易之。

(7) 接骨续筋:骨碎补200克,浸酒500克,分10次内服,每日2次;另晒干研末外敷。

(8) 治挫闪:骨碎补100克,杵烂,同生姜母、菜油、茹粉少许,炒敷患处。

(9) 治关节脱位,骨折:在关节复位或正骨手术后,取槲蕨(去毛)和椰榆皮捣烂,加面粉适量,捣成糊状,敷伤处,2～3日换药1次。

(10) 治跌打损伤,腰背、关节酸痛:槲蕨(去毛)25～50克。水煎服。

(11) 治阑尾炎：鲜槲蕨（去毛）400克，切碎，加大血藤25克，红枣200克。水煎服。

(12) 治斑秃：鲜槲蕨25克，斑蝥5只，烧酒150克，浸12天后，过滤擦患处，每日2~3次。

(13) 治肾虚久泻：骨碎补适量，研为细末，每次6克，入猪肾内煨熟，食之。

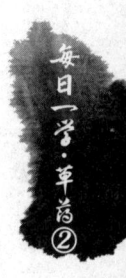

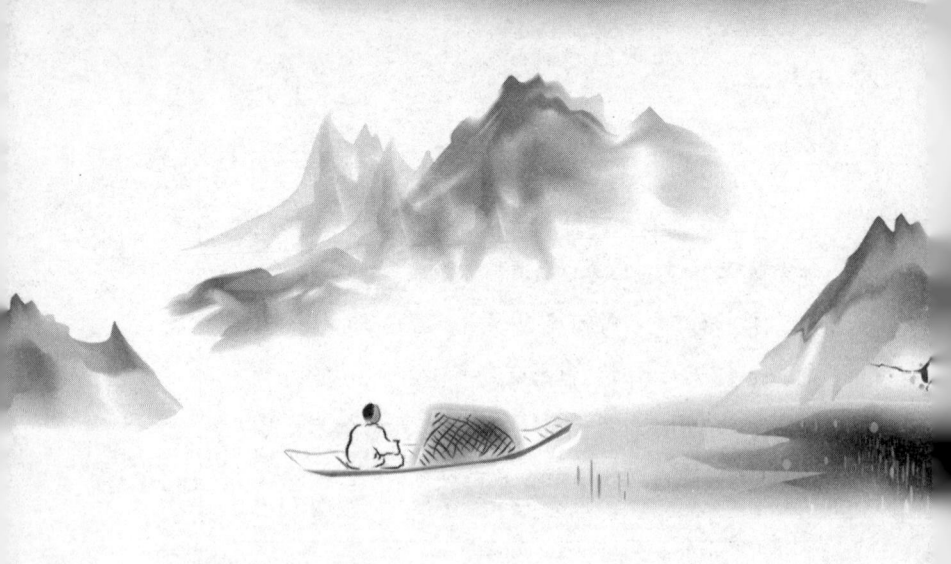

第 45 日
鹅不食草

9月11日 晴 湖心亭公园

我们先回顾一下骨碎补。

当地有一位老师，经常熬夜牙齿痛，疼痛难忍。如果是一两颗牙痛，可能局部炎症，但是三四颗连着痛，必定是肾虚，而且经常熬夜。

我给他用骨碎补50克，白芷10克，两味药煎水喝，一剂药下去就好了。第二天他发短信来说，牙不痛了。

骨碎补、地骨皮、白芷是凤阳草医的止痛三药。

肾虚还要加补骨脂，为什么呢？因为肾主骨，而齿呢？牙齿是骨的精华所聚。如果骨头营养充足，牙齿才坚固。

补骨脂、地骨皮、骨碎补，都是让牙齿坚固，再配白芷，药力能够深入，达到通窍止痛的目的。

我们当地有一个老奶奶 80 多岁，耳朵嗡嗡作响。她来看病时说："耳鸣烦死了，就像早上晚上都有知了在耳朵里叫。"

这其实就是肾虚的表现，肾开窍于耳，我开给她六味地黄丸加骨碎补。六味地黄丸加骨碎补，乃是治疗老人久病肾虚耳鸣的特效药。肾虚也会导致牙齿松动。

后来她来复诊，对我说："奇怪，吃了这付药后她的牙都没那么痛了！"

六味地黄丸加骨碎补，耳鸣、牙痛、腰酸、风湿关节痛都能用。

还有一些体质比较差的人感冒，去医院输消炎药后，虽然退热了，但是耳朵会不舒服；尤其是服用凉利药、消炎药后引起耳朵不舒服，例如耳鸣、耳痒、耳痛，用骨碎补 20 克，生姜 3 片，煮水喝下去能好。

骨伤骨折后修复，要用四物汤加骨碎补，还要加一味药：筋续断。

有一个关于骨碎补的对联可以帮助大家记忆药物配伍：骨碎可以补，筋断可以续。这两味药组合在一起，就是接筋续骨黄金搭档二药组。

对于筋骨方面的损伤，如骨折、挫伤等，复位后用骨

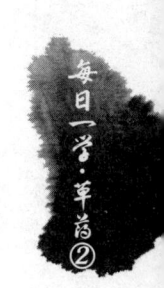

碎补、筋续断（川续断）熬药喝。这两味药能使受损局部恢复如初，骨头会长得更固密。跌打损伤，局部瘀肿，新鲜的骨碎补、栀子各50～100克，捣碎后炒热加黄酒。制好后敷在患处，肿、痛、瘀同时消。损伤后的炎症表现为肿、痛、瘀；肿，用栀子消炎消肿；痛，用骨碎补活血止痛；瘀，用酒局部行气活血。

大家看到疾病要去分析这种疾病是什么表象。比如说骨折以后的伤痛，肯定有瘀血，所以要用酒；修复肾中精华不足，要用骨碎补；局部会红肿发热，要用栀子，清三焦之火。

病人一定会有疼痛，那么如何缓解疼痛？

我们在药酒中加细辛。细辛或苦刺心，消肿定痛。

骨碎补用途非常广泛，治疗中老年人风湿关节炎，特别是好多老年人颈肩腰腿痛。我在给病人补中益气的前提下，加骨碎补、枸杞、杜仲效果很好，脾肾并补。

颈肩腰腿痛，痛在肌肉，补中益气汤，补足肌肉力量。而严重的疼痛会入筋骨，这时再用能够穿筋透骨的药——骨碎补、续断、威灵仙。

这几味药组合在一起，老人家一吃，原本在天气变化时，患处局部疼痛会加重，现在就会好很多。

骨碎补总的来说，是补肾壮骨、祛风除湿、活血止痛，三大功用。用药时切记围绕这三大功效，才能够做到活学活用。

下面利用之前讲过的内容再分析一下胸肋胀痛。

生气导致的胁肋胀痛，气被裹在胁肋之间，我们首先用橘叶将其破开，然后用薤白让他放屁，气排出就好了。如果气裹久了，会成为一个结节，这种结节是由痰邪、水湿凝集在一起产生。这时要用白芥子，由于时间过长已经产生毒热，用龙胆草泻之；严重的毒热要加蚤休，毒热清除，胸肋自然就不痛。

肝郁化火所致肋痛，脉象实、弦，治疗时用丹栀逍遥散没有效果就要换一个思路，用药力更强的药例如：穿破石、丹参、七叶一枝花。穿破石和丹参起行气活血之效，七叶一枝花能解百毒。

这三味药标本兼治，既能治肋痛还能调情志。如果病人情志不调，硬结还会再生。

今天我要讲的这味草药叫鹅不食草。鹅不食草它究竟有多厉害？它号称鹅看到了都不吃它，也叫鹅子辣。这个草能辣得鹅看了就会跑，并且不单鹅看了会跑，蛇看了也会跑。

风寒感冒

鹅不食草在我们当地常见于治疗风寒感冒初起。风热感冒用白花蛇舌草；风寒感冒用鹅不食草。

风热感冒初起表现为咽喉疼痛；风寒感冒初起表现为鼻塞流涕。鹅不食草能通窍，另一味通窍药是菖蒲。因此遇到风寒鼻塞，窍不开的病人，给他用这两味药。

鹅不食草的药性特点是：味辛，性温。草药中性凉的

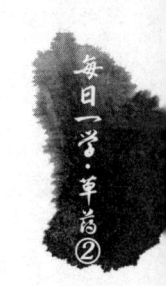

药居多，所以这个特点很可贵。

新鲜的鹅不食草20～30克，煮水服用，一般一次见效。

在以前，一次采一斤鹅不食草都很容易。现在之所以草药难采，主要是两个原因。第一，除草剂横行天下。第二呢，田荒人废了。

田荒以后，杂草长得高，下面的矮草通通都没有生活空间。

有人只看到会去抱怨，没草药采，而我们看到什么？

我们看到大树底下无闲草，我不希望你们长期留在这里，如果是为了学临床三个月足够了，学完后立马回去实践。学生不能活在老师的阴影底下。

余老师也是这样跟我讲，你如果活在老师的阴影底下，你永远到不了老师高度的。

鼻炎

治鼻炎可以用熏蒸法。

鼻炎的病人，经常鼻塞，将鹅不食草、葱、姜切碎，煮热后倒在啤酒瓶中。热气会从啤酒瓶口冲出来。用啤酒瓶的原因很简单，瓶口小，药物集中并且散热慢，脑窍鼻窍同时打开。

我看了《少林三十六房》后，深受启发，我们中医是不是应该有一个"中医三十六房"？

推拿房、按摩房、拍打房、草药房、熏蒸房，还有这

个导引房、练功房、针灸房、艾熏房、药酒房……

西方医学是"分科思维"，我们中医是"分治思维"。分科就是鼻子不通气，去五官科就诊。而我们中医不一样，鼻子不通了，要分清外感还是内伤。外感的话，就去找草药房；如果有内伤、体虚，第一要去草药房，第二要去导引房，还要去心灵房疗愈。我们可以集众长来攻打一个疾病。

下面教给大家如何调制滴鼻剂。

将新鲜的鹅不食草捣碎，捣碎后榨出汁。再加氯霉素，将两种药物混合在一起。过滤后，将药液装入空的眼药水瓶中。鼻子塞时，滴入一滴在鼻中，就能通。

跌打损伤

鹅不食草的厉害之处在于它既是解表药，通窍散寒治感冒，也是伤科药，散瘀消肿定痛。

有一位病人，胸部撞伤后，虽然患处没有明显表现，但是总觉得胸口不适。他来就诊时，我给他用鹅不食草100～150克捣碎，榨汁。榨汁后加一点酒后让他服下。剩下的药渣，敷在伤口。伤口原本看不见，药敷上后就能看到了。过了两天就像没发生过一样。

风湿关节痛

鹅不食草长得矮矮小小，具有利湿的功效。金昌叔之前讲过，老人家关节痛得很厉害，就抓7颗大枣和鹅不食

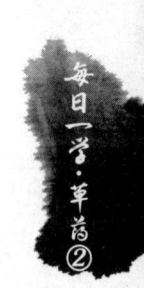

草，煮水喝下去就有效。

厌食

小孩厌食多因体内有痰积。鹅不食草味辛香，能开、能散、能消，因此可以用来去痰积。用新鲜的鹅不食草20克捣烂后煮鸡蛋，吃下去胃口就会好起来。

咳嗽

小孩肺寒，总会咳嗽，尤其在晚上，一吹到风就咳嗽，明显是风寒咳嗽。我用鹅不食草煎鸡蛋。鹅不食草捣烂后和鸡蛋一起煎服。这是食疗方法，补血肉，补气血。

鹅不食草味芳香，开窍、定痛，咳嗽头痛兼治。所以在民间，鹅不食草堪称是感冒、风寒、鼻炎、颈肩、腰腿痛、跌打损伤一张王牌。

治疗百日咳也可以用鹅不食草。鹅不食草配百部、百日红，一起煮水，既开胸解郁，又能够开窍定痛。

好！今天分享到这里，每天都很精彩。

草药小贴士

鹅不食草别名：食胡荽、野园荽、鸡肠草、鹅不食、地芫荽、满天星、沙飞草、地胡椒、大救驾、三节剑、山胡椒、连地稗、球子草、二郎戟、小救驾、杜网草、猪屎草、砂药草、白地茜、猪屎潺、通天窍、雾水沙、猫沙、小拳头、铁拳头、散星草、地杨梅、三牙钻、蚊子草、白珠子草、二郎剑。性温，味辛，归肺、肝经。祛风，散寒，胜湿，去翳，通鼻塞。治感冒，寒哮，喉痹，百日咳，痧气腹痛，阿米巴痢，疟疾，痔泻，鼻渊，鼻息肉，目翳涩痒，臁疮，疥癣，跌打。

(1) 治中风：急以鲜鹅不食草适量，揉成小丸，塞入鼻内。或以鹅不食草干品研末，吹入鼻内。

(2) 治跌打损伤：

①鲜鹅不食草30克，猪瘦肉120克，米酒适量、炖后食肉饮汤。

②鲜鹅不食草30克，捶酒炖加白糖服。并用药渣擦伤处。

③鲜鹅不食草30克，加田蟹（或有蟹）捶酒炖服。

(3) 治关节炎：鲜鹅不食草30克，猪瘦肉120克，加酒适量，炖后服汤食肉。

(4) 治感冒鼻塞：鹅不食草15克，葱头5个，水煎服。

(5) 治小儿疳积：鲜鹅不食草10克捶烂，入鸡蛋内，煨熟食。

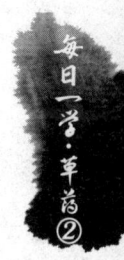

(6) 治腹痛、吐泻：鹅不食草30克，捣汁，温开水冲服。

(7) 治结膜炎：鲜鹅不食草、野菊花各10～15克，水煎加白糖为引服用。

(8) 治目生翳点：鹅不食草揉盐，塞于患眼对侧鼻孔。

(9) 治慢性鼻炎：鹅不食草揉烂塞鼻孔。本品内服生品15～30克，干品10～15克。外用适量。

第 46 日
葛　根

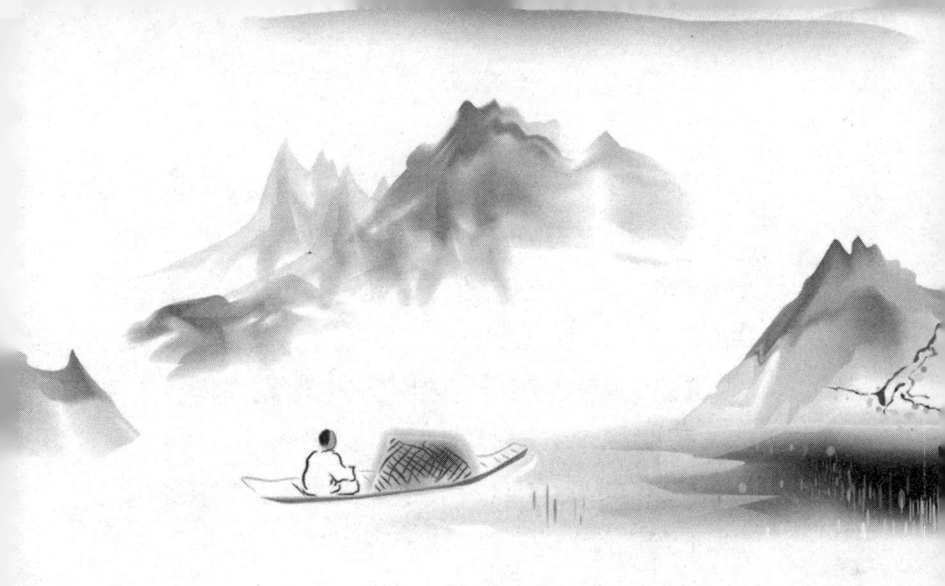

9月12日　晴　湖心亭公园

好！清晨六点，"每日一学"开始！

有些人学习学不过人家，不要跟人家比，要跟自己的过去比，我有没有比昨天起得更早？状态更好。

有的话，你迟早后来者居上，没有的话，你超越别人，都是暂时的。

"不间断"三个字容易讲难做到，我观察这些大人物的传记，我比较喜欢看历史人物传记，如果没有这些历史人物的精神力量，我们中医不可能学得这么好。

我们先复习一下昨天讲的鹅不食草。

鹅不食草是开窍药，鼻窍塞闭可以用它。感冒鼻塞，鹅不食草20克，加1～2个葱头，水煎服。鼻窍通，头痛愈。

腹痛，夏天肚子受凉或者吃生冷后作痛。形寒饮冷伤肺。《黄帝内经》中提到，置身在冷水或空调房再吃生冷食物后，上了年纪后容易咳嗽，哮喘缠缠绵绵；年轻的时候，也很不舒服。

有一个小男孩夏天吃了冰冻西瓜后腹痛，刚好邻居采鹅不食草回来，给了他一把，让他捣烂后加一点姜汁。男孩喝下去肚子就不痛了。

鹅不食草配姜汁，治疗脘腹寒痛有特效。鹅不食草有止痛之效。

有人说治外伤要用三七。但是这种药材比较贵，鹅不食草活血化瘀消肿，而且很便宜。局部肿痛用鹅不食草，捣烂过后加一点点酒，喝下去就好了。

治跌打损伤要有伤科药，再加上适当的手法，必不可少的就是药酒方，因为药酒的效果立竿见影。局部酸麻胀痛，药酒局部涂抹后拍打几下，你再活动立刻会觉得轻松。

鹅不食草晒干后泡酒。鹅不食草本身气味辛烈，辛能行散。

一切瘀血斑，逢之必打散，气行病愈，气行则血活，血活则瘀斑去。

本草类书中记载：鹅不食草，利九窍，通鼻气，其味辛烈，其气熏人，通肺心脑。所以痰喘、鼻塞、气不通、胸闷、肚胀、瘀痛都用它。

通鼻窍比通大肠更重要，而且鼻子通畅，大肠自然通畅。

怎么说呢？有一个病人，他经常肠道不畅，吃通便药没有效果。肺与大肠相表里，加强你肺活量。肺就像大肠的风箱，肺气足，风箱一开一合才有力，大肠动力就很足；反之肺气不宣，风箱拉不开，浑身乏力，大肠缺乏动力，消化功能不彻底。

我在行医过程中发现大病久病都有一个特点，鼻子通气量变小。

试想一下，一个人，一没胃口，二没气量，他还能干什么？

鹅不食草能内消食积开胃口，外通鼻窍接天气。

我有时去爬山采药，到山顶，发现整个山谷都有今天要讲的这位草药的身影——葛根。我也叫它"见树高"。

为什么叫"见树高"？因为山上的树很高大，但是它后来者居上，长得更高。它是藤类药，只有藤它才能爬得比树还高。

这种名字很能够鼓励人，形容你即使在后面生长起来，还在其他树木的阴影下，最后却能爬得比其他树高，所以我们要有"葛根精神"。

"穿破石精神"就是不怕困难，困难如顽石，看你强不

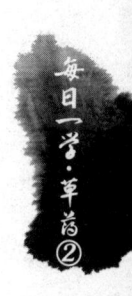

强,你强它就弱,你弱它就强。

葛根在我们当地田地里,一亩地全都是葛根。有一天去开荒的时候,路过很多野生的葛根。以后大家要吃可以直接去挖,多年没有人耕耘,没打农药,没下化肥,那是原汁原味的野生葛根。

心脏病

以前遇到过一个心脏病的病人,胸痛,郁闷的很难受。他吃过普通治心脏病的药,但是反复发作,间隔时间短,而且有头晕血压高的症状。后来他的朋友给他带回一盒北京同仁堂生的愈风宁心片,吃完觉得效果很好。

愈风宁心片只由一味葛根组成。懂药的人一看,你葛根能用来治心脏病,张仲景不用他来治颈椎病吗?

但葛根也能用来治心脏病。心阳虚的病人用药要用温暖的桂枝,但是高血压的时候,心脏管道不通,这时就用葛根。

感冒

寻常的感冒发热头痛,用葛根、苏叶和金不换,用这三味药水煎服。葛根有解肌表功能。人体最长的经脉是足太阳膀胱经,《灵枢·经脉》:膀胱足太阳之脉,起于目内眦,上额,交巅;其支者:从巅至耳上角;其支者:从巅入络脑,还出别下项,循肩髆内,夹脊抵腰中,入循膂,络肾,属膀胱;其支者:从腰中,下夹脊,贯臀,入腘中;

其支者：从髀内左右别下贯胂，夹脊内，过髀枢，循髀外后廉下合腘中以下贯踹内，出外踝之后，循京骨至小趾外侧。

葛根呢，能解膀胱经肌表，祛风邪。

重剂起顽疾。

孩子烦躁发热，有两个孩子同时感冒发热。这时通过尿液颜色来辨别分型。尿色白，温中解表；尿色黄，清凉解表。

"三根汤"——葛根、白茅根、芦根。白茅根、芦根，中空善通表里气，既能解表也能理气。葛根解肌表，能够退热。

人体最大的热集中在哪里？

在阳明，所以有"六经实热总清阳明"。如果六经烧"火"，先把阳明经的火清下来，其他经也就清下来了。

解阳明积热，三味药各50克。剂量大因为她家里两个孩子，浓煎后喝下，下午就退热。所以这个小经验值得推广，而且又安全。

烦渴

夏天口干渴，心烦，很想喝水，但是又喝不多，也叫热病烦渴。我给这类病人用：葛根、沙参、麦冬、玉竹这四味药，吃过后，病人就不用每天抱着水瓶了。

有一位阿婆烦渴，来找我看，我让她用葛根、沙参、麦冬和玉竹，抓一大把来煮水。

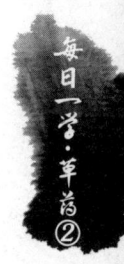

滋阴养液，阴虚则火旺，阴盛则阳平下来，阳不亢。

这个方法在南方叫清补凉，这个药它既能清、能补还能凉。

清，可以让她不上火；补，可以让她体液减少流失；凉，可以让她不烦热。所以夏天烦热的睡不着，清补凉一喝下去，第二天就好。

如果你要去外面徒步的时候，你就喝上几碗再去走，路上可以不怎么喝水。这就是滋阴养液之功。

颈椎病

葛根治疗颈椎病，效果太好了，好到让你想象不到！有个落枕的病人找到我。给他用葛根50克加生姜大枣熬水。当天上午吃，下午就没事了。他本来要做推拿，我说不用，就用这个，给他开两剂，结果第二剂都没喝，只能先留着备用了。

高血压

在我们当地葛根粉因为有降压的作用，卖得很火。

我经常会用颈三药，尤其是高血压头痛、失眠。

大寮村有一个高血压的病人，高压170毫米汞柱，服降压药能降到150毫米汞柱。我给他开葛根、丹参、川芎三味药煎水，服了一个星期，高压降到130毫米汞柱。

高血压的病因中一部分饮食，咸的、肥腻的吃得太多，另一个原因是久坐不动。很多人不相信久坐会导致高血压，大家可以试一试，久坐以后，胸部会觉得发闷，体内的压力就在升高。

人体也可以看成一条水管，从头到脚，当管道折叠，水压会升高水能喷很高，管道放松水就会流通，而且很舒缓。

葛根、丹参、川芎都是疏通药，从头到脚的经脉管道，管道一通，压力放松；管道一拧，压力上升。所以用了颈三药，血压降下来不足为奇，睡眠质量也会提升。

有大家可能会有疑问颈三药不是治颈椎病的吗？没错，但是它对高血压和失眠效果也很好。

解酒

有些人喝酒后，皮肤发红，酒精存留在肝胆排不出去，怎么样让身体的酒毒减少？

我告诉大家一个办法：喝酒前拿小柴胡汤泡葛根，喝完酒后也用这个。古人讲葛花，即葛根开的花，能够解酒、疏通经络，酒毒它送出去的速度会加快。正因肝内囤积的毒可以去掉大半，所以酒后很容易醒过来。

葛根总体功用是什么？解表退热，生津止渴、疏通管道、降压、升阳。

好，下一节我再跟大家分享具体葛根的神奇之处。

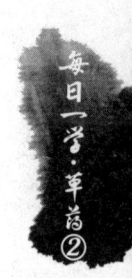

草药小贴士

葛根味甘、辛，性凉。归肺、胃经。解肌退热，透疹，生津止渴，升阳止泻。用于表证发热，项背强痛，麻疹不透，热病口渴，阴虚消渴，热泻热痢，脾虚泄泻。

(1) 治太阳病，项背强几几，无汗恶风：葛根200克，麻黄150克，桂枝（去皮）100克，芍药100克，甘草（炙）100克，生姜150克，大枣（擘）12枚。上七味，以水10升，先煮麻黄、葛根，减2升，去白沫，纳诸药，煮取3升，去渣，温服1升，复取微似汗。

(2) 治太阳病，桂枝证，医反下之，利遂不止，脉促（表未解也），喘而汗出：葛根500克，炙甘草100克，黄芩150克，黄连150克。上四味，以水8升，先煮葛根，减2升，纳诸药，煮取2升，去滓，分温再服。

(3) 疖子初起。用葛蔓烧灰，水调敷涂。

(4) 治伤寒瘟疫，风热壮热，头痛、肢体痛，疮疹已发未发：升麻、干葛（细锉）、芍药、甘草（锉，炙）各等份。同为粗末，每服20克，水一盏半150毫升，煎至一盏100毫升，量大小与之，温服无时。

(5) 治斑疹初发，壮热，点粒未透：葛根、升麻、桔梗、前胡、防风各5克，甘草2.5克。水煎服。

(6) 治热毒下血，或因吃热物发动：生葛根1千克，捣取汁1升，并藕汁1升，相和服。

(7) 治心热吐血不止：生葛根汁500毫升，顿服。

(8) 治鼻衄，终日不止，心神烦闷：生葛根，捣取汁，每服100毫升。

(9) 治妊娠热病心闷：葛根汁2升，分作三服。

(10) 治卒干呕不息：捣葛根，绞取汁，服1升差。

(11) 治酒醉不醒：葛根汁12升，饮之，取醒，止。

(12) 治食诸菜中毒，发狂烦闷；吐下欲死：煮葛根饮汁。

(13) 治服药失度，心中苦烦：饮生葛根汁大良。无生者，干葛为末，水服五合，亦可煮服之。

(14) 治急性肠梗阻：葛根、皂角各500克，加水4升，煎煮40分钟，去渣，置药汁锅于火炉上保持适当温度（以不致烫伤为度）。900平方厘米的纱布垫4块叠放10层，浸以药液后，稍稍除去水分，交替置腹部作持续热敷，每次1小时，每天2至3次。

(15) 治金疮中风，痉欲死：捣生葛根500克，细切，以水10升，煮取5升，去滓，取1升服，若干者，

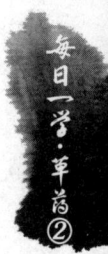

捣末,温酒调三指撮,若口噤不开,但多服竹沥,又多服生葛根自愈,食亦妙。

(16) 伤寒(初觉头痛,内热脉洪)。用葛根200克,加水2升、豉1升,同煮成500毫升服。加生姜汁更好。

(17) 烦躁热渴。用葛粉200克,拌入泡过粟米一夜的水中,煮熟,加米汤同服。

第47日
菊　花

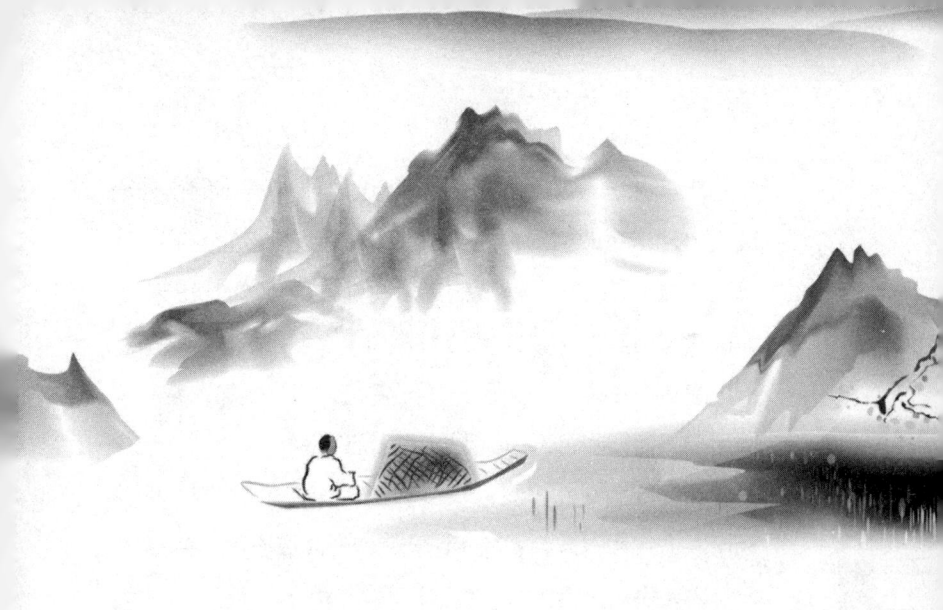

9月13日　晴　湖心亭公园

好！现在天还蒙蒙亮，我们比广场舞的阿姨起得还早！

昨天讲了葛根，大家在学一味药时要经过"五个阶段"。

第一阶段——看到。

我们首先观察葛根。它从最低的地方可以爬到最高处。有多高？树有多高藤就有多高。十米的树，藤就会比十米还长。它是世界上最长的藤类之一。葛根可以无穷无尽地向外伸长，它的营养来自于根部。如果要把根部的水分输送到十几米高的树顶，需要极大的力量。所以它升阳、升津的力量非常强。以前我的老师说过"要针对时代的需求而去选方用药"，比如现代人经常由于过度用眼导致眼睛干涩，解决办法很简单，用葛根配菊花，葛根生津，菊花引药到眼，清肝明目，这就是眼目干涩的良药。

现代社会女性丰胸，除了手术外，中药也可以！哪味药可以进入体内入到乳房，让乳房内的津液流通起来？

古人讲：王不留行，路路通妇人服后乳长流。

产后乳汁不通，用王不留行、路路通，乳汁就会很通畅。

用葛根把脾胃的津液升起来，借助王不留行、路路通带到乳房。如果津液不够，再加入黄芪、生姜、大枣就这五六味药就能让乳房变丰满。

健身，同样少不了中药的支持。

现代社会人们注重形体美，想要练背阔肌，用黄芪、葛根、姜黄。治病不单要让病人的病好，而且还要让他的体魄变得强壮，这是中医中上医的追求。想让颈椎强壮，那就用葛根、生姜、大枣、丹参。这一剂药下去，颈部灵活度就会加强，因为生姜、大枣储气血，借助葛根、丹参送至头颈。头颈气血丰富，灵活度就能加强。身体哪部位僵硬，说明局部疲劳，缺气血。这就像一个地区发展不起来，一个原因是路不通，另一个原因是缺乏资金支持。将能量营养比作金钱，资金流动太少，微不足道不足以发展。

我们再看葛根的生长习性，它能够把津液伸送到十几米高处去，那么在它入到身体后，能把津液伸送到四肢百骸，相当于修建通路。

第二阶段——采到。

我们在了解葛根的外观特点后要采到它。采集葛根的过程中你会发现葛根，长得很像肌肉。其入阳明肌，能够肌表的汗。

阳明热盛，就用"三根汤"——葛根、芦根、白茅根。葛根入阳明，能清肌肉里的热。

第三阶段——尝到。

葛根熬水喝的时候会发现汤水甘甜多汁，它能益力生肌。

糖尿病病人常有烦渴引饮，山药配葛根可以快速缓解口中干燥，因葛根能消渴。热病烦渴，实为阳明热盛。用"三根汤"：葛根、芦根、白茅根。昨天讲到小孩发热，葛根入阳明，解肌表之热。热病烦渴和发热严重的病人，要给他加石膏、知母。

我们去采葛根的时候切一块，新鲜的葛根直接放在嘴里嚼一嚼，它的汁像那甘蔗一样，吃了很解渴。夏天去采药，在树林中燥热，挖到葛根以后就嚼几块，能解渴。它味道甘甜，还可以补充你的体力。

第四阶段——读到。

学习的过程中要去挖掘葛根在所有古籍中的记载，很多人会说朋友之间相互讨论不是很好吗？

告诉大家，如果读书这一关过不去，读得不够多，你讨论也讨论不出有价值的内容。读书必须要有"衣带渐宽终不悔，为伊消得人憔悴"的精神。

我在读到葛根的时候，发现古籍里有很多宝。比如古书说上，治疗感冒发热头痛就用葛根、荆芥。这种经验不是自创，是古书上已有的记载，我们拿来用，这是用到，学以致用。

第五阶段——用到。

从古籍中学习到的知识关键在于能用到病人身上。

古籍上对于高血压伴颈椎疼痛的用药方法：葛根、丹参煮水。服后颈椎痛会缓解，血压也会降下来。

上一讲中提到颈三药，因为临症效果非常好，不论是高血压、失眠、烦躁、抑郁、颈椎病或是风湿引起的腰痛、背痛、周身关节不通，都可以用颈三药。

不要认为颈三药只治颈椎病，葛根从头到脚都能通；丹参只要有血的地方，它都能营养到；川芎上行头目，下行血海，旁开郁结。

这三味药堪称药物中善于走动的极品。这三味药等于人体内的快递系统。试想一下，一个地区交通系统、快递服务发达的时候，这个地方货物流通得就会很快。同理身体经脉通达时，营养传输也快，所以思维敏捷、行步灵敏。

吃了这个药腿脚跑得快，经络对流快速了，营养就会迅速分部到身体需要的地方。

所以学一味药"看到""采到""尝到""读到""用到"。

那你就圆满了。

正如孙思邈要到大自然中自己去采，这样才能观察它的生长习性，磨炼医者筋骨，最终才能用到新鲜的好药，并且不会用错。

今天要讲的这味草药在我们当地有很多都是野生的，它也是我国的十大名花之一——菊花。

有一首我很喜欢的《劝世歌》就与菊花有关。

春日才见杨柳绿，秋风又显菊花黄。

荣华终是三更梦，富贵还同九月霜。

金宝有一天问怎么把名利看淡、看破？这也是学医要过的关卡。学医要过两关，第一关是名利关，第二关是生死关。

能放下名利就不是普通的医生了，算得上出类拔萃。再能看破生死，那已经是苍生大医了。

怎么看破？

这首诗就告诉我们"春日才见杨柳绿，秋风又显菊花黄"春天才看到那杨柳绿，没多久，秋风一来，菊花就开了。春去秋来，再有钱也买不回逝去的时间。所以孔子看到流水会感慨：逝者如斯夫，不舍昼夜。

荣华终是三更梦，富贵还同九月霜。

荣华就像三更的梦，睁眼梦醒，荣华就消失了；富贵像九月的霜，遇见太阳也融化了。荣华富贵如果没有发挥价值都如虚梦、早霜一样。

感冒

今天讲菊花，有一个快递员风热感冒，还要挨家挨户送快递，跑上跑下喉咙像火燎一样疼痛，鼻子也不通气。像这种焦虑紧张型的风热感冒，用桑叶、菊花各20克煎水，装在水杯里，送快递的时候随时喝，喝着喝着感冒就好了。

两块钱的药就能把感冒治好，这就是中医。医生用药把病人的病治好，不算高明，而用便宜的药把难缠的病搞定，这是真正的高明。

结膜炎

不知道大家有没有见过流行性红眼病。这类病人很好分辨，主要体征，眼睛又红又肿。消炎药见效都不一定有中药快。用菊花、白蒺藜、蒲公英、木贼草、夏枯草、桑叶六味药各20～30克。都不需要抓第二剂药，这是一剂见效的"斧头方"。

有时小孩子放学后回到家中，眼睛也是红的。这虽然不是流行性红眼病，但是由于疲劳过度，看书过度，眼睛都是布满血丝。这时赶紧熬上一碗，给他喝下去，晚上睡个好觉。第二天眼睛就变得清澈了。这个药方清肝明目的功效是非常棒的。

目痛

有一个电焊工每次焊完，眼睛会刺痛两三天，痛得受不了。他来找我看病，我就给他一个小方子：菊花、夏枯草和桑叶。三味药，说白了就是夏桑菊。这三味药乃是广东最厉害的明目清肝药。

夏枯草、桑叶、菊花这三味药在广东都有，专治过度使用电脑、电焊伤眼、熬夜看书等各类眼睛疲劳引起的眼目发热、发红、发肿。

这三味药泡一壶茶，也可以兑一点点蜂蜜。喝下去后眼睛顿感清凉，干涩感立刻消失。

后来他来复诊时告诉我，每次去电焊回来后，家里就会泡一壶这个茶，喝完然后再睡觉，第二天起来眼睛就舒服了。如果没泡，第二天起来，眼睛就会不舒服。所以，他说中医太好了！怎么这么晚才遇见我？

我说，你的中医缘从现在就开始了，哈哈。

夜盲

夜盲症，在我们当地也称为"鸡遮目"，在老年人群中多发。有一个70多岁的老年人一到傍晚，赶紧要回家，不然就看不清路。我给她用菊花10克，枸杞20克，再加决明子20克，黄芪30克。大家请记住，当给老年人用药时，枸杞的剂量需要大一点；给年轻人用药，菊花剂量可以大一点。四味药拿来泡茶。泡好过后还可以加点姜枣进去，因为眼睛的气血来源于脾胃。

老人家回去后就泡了茶，当天晚上觉得眼睛好用多了，连续泡了十多天过后，一到黄昏就眼睛昏花的感觉消失，

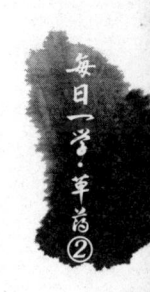

这是一个神奇的案例，也是大家可以反复使用的方法。

人类随着年龄增长，视神经也会逐步萎缩。我们用菊花、枸杞，再配合决明子、黄芪、生姜、大枣补充他的气血，让他眼睛能够明亮。

颈三药加菊花，颈三药加菊花就专治高血压，头晕目眩。

我们可以把菊花分成很多部分来看。它的花和叶都可以入药，但是菊花叶清热败毒的作用，比花还好，尤其是治疗疮痈。我的老师用新鲜的野菊花，将其用石臼捣烂了，敷到疮痈上。

菊花，苦寒清火消炎热，野菊花苦寒之性更佳。

菊花捣烂也可以外敷，眼睛热痛可以敷在眼睛上，做一个眼部的保健美容。

头晕目眩

高血压的病人常会有一种头晕目眩的感觉，看高血压病人的面相气势汹汹，并不是病人本身凶恶，而是这个病使他们眼睛瞪得大大的，这是肝火上冲头面的表现，所以病人会觉得头晕目眩。菊花可以平肝，加颈三药，专治高血压，头晕目眩。

疗疮肿毒

我们知道菊花是一味好药，它的叶子也是极好的药，清热败毒的作用比花还好。

以前在农村的时候，村里的阿叔、阿婶有生疮害病的，皮肤上冒那些疔疮，采野菊花回来，拿石臼捣烂敷，敷一个好一个。野生菊花的味道比家养的苦多了，苦寒清热的作用更强。

局部的疮肿，一味野菊花叶捣烂外敷，就是疔疮肿毒特效方。

跌打损伤

再看跌打损伤，要明白无论是哪种跌打损伤，第一，都离不开瘀血。局部有瘀血形成，会有气闷、胸闷、难受、烦躁的症状。

第二，因为瘀血不能及时排出，时间一久导致局部发炎。既能消炎又能通经的药物有什么？红背叶、菊花、穿心莲、苦刺，这些都是苦寒清火消炎热。这些药里，任何一味都可以解决发炎的问题。单味药榨汁再加酒行气活血，调好后喝下去，剩下的药渣带酒敷于患处。

所以学草药不一定非得用某一味药，没它就用其他药，这就是灵活。

焦虑失眠

学生高考前，或是每逢大考就紧张、焦虑、失眠。这时，菊花配合金银花各5克泡茶。

为什么要用金银花？

采药人采着金银花有一个要点，尽量采含苞待放的花

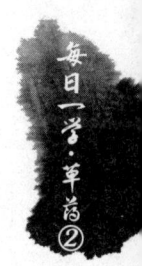

苞，药力足，不采已经开放的。

古人讲，根薯应入冬，花在含苞中，果实宜盛夏，枝叶在早春。

薯类入了冬，长得最好。枝叶刚露出来时精华最足，所以要吃冬天的薯类、早春的野菜。

而花呢，半开半放的时候，它攒了一股劲。这时候吃到肚子里，让人心花怒放，身心愉悦。

有个朋友去考驾照的时候特别紧张。我说，金银花、菊花两味药各抓5克泡茶，装在水杯里带在车上喝。

他再回来就考过关了。他说，平时比他水平还高的都没过关。我说，你解郁了！只要解郁，就能创造奇迹，一个人如果带着郁闷去读书、干活，他不可能创造奇迹。心中如果没有郁闷，做任何事情能量都用不完！

古人有首诗很厉害：利名未曾挂胸中，由此胸中气自冲。既爱且憎皆是病，灵台何日得从容。

就说名跟利益不要老是挂在胸中，没有名利心，胸中的气上冲，气宇轩昂的样子就是这样来的。既爱一个人，又恨一个人，这都是病。灵台就是额头和心胸，额头紧皱，你哪天能够从容？哪天放下名利？

你们看，古书如果读得多，碰到烦恼都化解得了。

菊花这味药就分享到这里，复习会更精彩。

草药小贴士

菊花别名节华、日精、女节、女华、女茎、更生、周盈、傅延年、阴成、甘菊、真菊、金精、金蕊、馒头菊、簪头菊、甜菊花、药菊。味甘、苦,性微寒,归肺、肝经。能疏风清热、平肝明目、解毒消肿。主治外感风热或风温初起;发热头痛;眩晕;目赤肿痛;疔疮肿毒。

(1) 治风热头痛:菊花、石膏、川芎各15克,为末。每服7.5克,茶调下。

(2) 治太阴风温,但咳,身不甚热,微渴者:杏仁10克,连翘7.5克,薄荷4克,桑叶12.5克,菊花5克,苦桔梗10克,甘草4克,苇根4克,水2杯,煮取1杯,日三服。

(3) 治风眩:甘菊花暴干。作末,以米馈中,蒸作酒服。

(4) 治热毒风上攻,目赤头旋,眼花面肿:菊花(焙)、排风子(焙)、甘草(炮)各50克。上三味,捣罗为散。夜卧时温水调下15克。

(5) 治眼目昏暗诸疾:蜀椒(去目并闭口,炒出汗,750克捣罗取末)500克,甘菊花(末)500克。上二味和匀,取肥地黄7.5千克,切,捣研,绞取汁

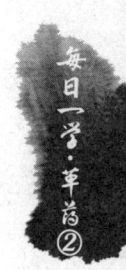

8～9升，将前药末拌浸，令匀，暴稍干，入盘中，摊暴三四日内取干，候得所即止，勿令大燥，入炼蜜1千克，同捣数千杵，丸如梧桐子大。每服30丸，空心日午，热水下。

(6) 治肝肾不足，虚火上炎，目赤肿痛，久视昏暗，迎风流泪，怕日羞明，头晕盗汗，潮热足软：枸杞、甘菊花、熟地黄、山萸肉、怀山药、白茯苓、牡丹皮、泽泻。炼蜜为丸。

(7) 治肝肾不足，眼目昏暗：甘菊花200克，巴戟（去心）100克，苁蓉（酒浸，去皮，炒，切，焙）100克，枸杞150克。上为细末，炼蜜丸，如梧桐子大。每服30～50丸，温酒或盐汤下，空心食前服。

(8) 治病后生翳：白菊花、蝉蜕等份。为散。每用10～15克，入蜜少许，水煎服。

(9) 治疔：白菊花200克，甘草200克。水煎，顿服，渣再煎服。

(10) 治膝风：陈艾、菊花。作护膝，久用。

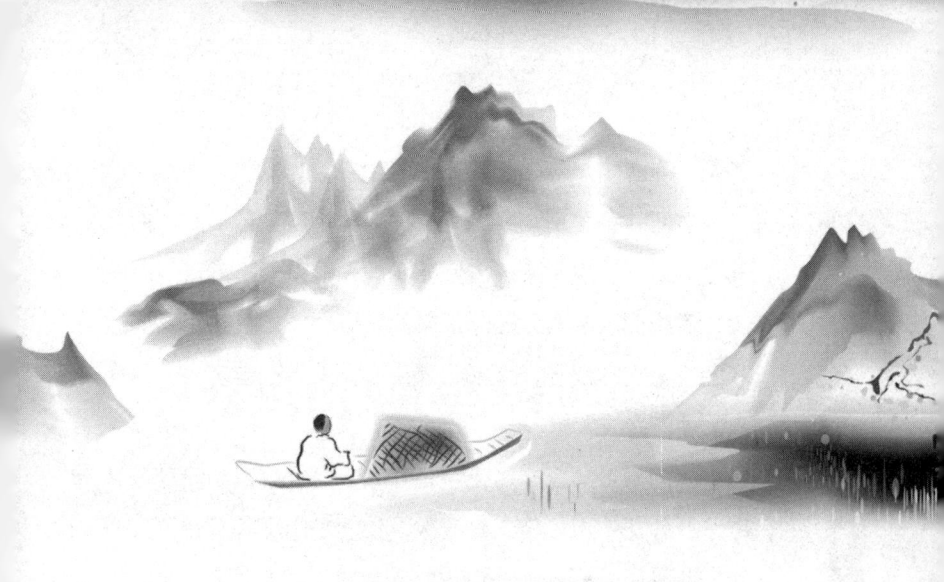

第48日
麦 冬

9月14日 晴 湖心亭公园

昨天讲到菊花,现在秋天,最亮丽的花就是菊花。有两句诗:"荷尽已无擎雨盖,菊残犹有傲霜枝"。

荷花开尽,荷叶就枯萎了,而菊花虽残,枝干仍然傲立在风霜中。我们要有菊花精神,第一不畏风霜,第二要有傲骨。做人啊,傲气不可以有,但是傲骨不可以无。

我们讲草药课,跟其他人讲的不一样,因为加入很多做人处世的精神。

我发现,一个人知识再丰富,如果没有入世、利他、济天下的精神,一肚子的学问都会烂掉。

学问从哪里来?我觉得,学问不是从刻苦中来,而是从心怀天下苍生中来。古代的名医,绝对不是天资极高的人,资质很高的人大部分都学而优则仕,当官去了。而这些名流千古的名医,大部分都是心怀天下的老实人、厚道人,才能终成大器。

我们来看菊花,菊花性凉降火,可以用来治疗疔疮肿毒,野菊花效果最佳。有一次,我们去山里采药,碰上一大片野菊花,采回来都是整株的。

后来,刚好一个疮肿的病人来就诊,先用菊花整株捣烂外敷,敷在疮面就会有凉感。第二天疮肿平了,第三天再一看,消了。

菊花它是治疮肿的良药,这点很容易被人所忽视。

《药性赋》讲,闻之菊花能明目以清头风。

目不明,可以用它。其次,熬夜透支身体、疲劳综合征引起的眼睛暗淡,视物不清。

昨天跟大家分享过,黄昏以后眼睛看不见怎么办?用菊花、决明子、枸杞。

古时有一个老爷子活到80岁,眼睛还可以看清楚苍蝇大小的字。人家问他,你是不是天生有这么好视力?他写了一首诗来回答"愚翁八十目不瞑,日书蝇头夜点星。并非天生好视力,只缘常年食决明。"就是说,他已经80岁了,眼睛还很有神。白天可以写蝇头小字,晚上借着星光也能看得清。并不是他天生视力好,只因为懂得草药。

决明子、菊花、枸杞一起泡茶，治疗老年人目暗淡、眼干涩、迎风流泪，都有效。

我很喜欢用这个小方子。珍仔围有个阿婆，眼睛干涩，她一吹着风了，眼睛就会流泪。为什么呢？

因为风性清扬，擅疏泻，当卫表不固的时候，一阵风过来，眼泪就会被吹出来。如果要我找一味能明目又能祛风的药，首选菊花。再找来补肝肾的枸杞，让暗淡的眼睛焕发光彩的决明子。

阿婆吃完3剂药回来说，这药真行！以前用的是柴火灶，一烧起来就冒出浓烟，熏得眼睛又辣又痛，她的眼睛就是这么长年累月给熏坏的。

因为人不是孙悟空，炼不成火眼金睛。

菊花还有一个祛风的作用，性偏微凉，治风热感冒正好合适。

龙尾村的一位老师，鼻塞、咽喉痛、头痛。

我问他，平时喝凉水还是热水？如果病人喜欢热水，就要给他用姜枣茶。各随其所欲而治之，这个就是中医之妙，顺着病人的病性进行医治。

这位老师说，他喜欢喝凉水，而且喝了很舒服。有些人是喜欢喝冷饮，但喝了之后不舒服。而他是喝了凉水后，身体觉得舒服，不是欲望需要。

我给他用桑叶、菊花各20克，煮浓茶服用。上午喝了，下午咽喉就不痛了。他说，以前风热感冒起码折腾三五天，这次好得很快，而且两三块钱就达到效果。

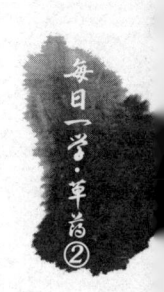

中医之妙在于用便宜的招式方法，把大问题迅速解决。

高血压有很多种，其中有一种是肝阳上亢。现在社会上很多这类人，脾气大、身体差。有一个方子太不得了，这一个方子就支撑起了一家药房，被视为不传之秘，可是这种不传之秘我这里有一大把。

上海的一位老爷子，观察有些现代人每天都要吃降压药，他就想我们中医有没有一种代泡茶方，吃后可以平肝降压、提高睡眠质量，让人身心轻安，并且不用每天煎药？

他找来了两味药。

第一味药：菊花。菊花味甘，所以它不但性凉能降，而且甘味能补。

第二味药：车前子。治高血压不外乎就是利尿、降肝火。车前子就能通利小便。

我们古代有一则千古美谈：大禹治水，堵不如疏。

黄河的中下游有一个叫龙门口的地方，口很狭窄，周围都是山石。水流不能及时分流到下游，水位就会越积越高，时间越长堤坝的作用就越差，因此修堤坝没有用。

我将治血压比喻成治水，道理相同。因此中医治高血压，降不如疏；一味地降压会使肝阳上亢的病人愈加烦躁，一旦胱肠舒通，浑身轻松。

所以我们客家人把大小便叫什么？叫"放轻"，哈哈。从客家的俗语里，我们可以领悟到，只要大小便通畅人就轻松了。有人暴饮暴食之后，排便不畅就很容易出问题。

在灰寨有一个老人，60多岁，去参加红白喜事。吃完饭回来头晕脑涨，眼睛发红，头痛得像要爆炸了一样。这就是中风之象，打电话来问怎么办？我说，先用这个方子泡茶，然后在十指尖十宣放血，挤出几滴血。之后，头不痛了，但胸中还胀满。这是因为暴饮暴食后食积堵在胃肠道。用菊花加车前子、大黄，三味药泡茶喝。

才喝了一次就好了。他说，有这么好的方子，以后都不怕吃多了。

我说，你死性不改，将来还有病受。

还有一例动脉粥样硬化的老人，70多岁，有高血压病史，早起一阵眩晕，想要扶桌子没有扶稳，整个人摔倒在地，连桌都掀翻了。

他还比较幸运，一个小时后自己慢慢醒来，他说这一个小时像过了一年，他老想醒来，但是醒不来。

他属于一过性脑缺血，醒来后有轻微的肢体障碍，手发麻。他害怕，又不敢打电话跟他儿子讲。

老人有的时候就这么爱小孩，连一点小麻烦都不让孩子知道。

自己到我这，我说用大黄、车前子、菊花、钩藤煎浓茶饮。只给你开一剂，吃不好，赶紧去医院，因为有可能局部有出血。

他一喝下去，大、小便通畅，气血一流通，血压降下去，人就舒服了，手麻也消失了。到现在龙精虎猛，没有吃其他的降压药，已经一年多了。

我给这位病人用大黄、车前子、菊花、钩藤浓煎代茶

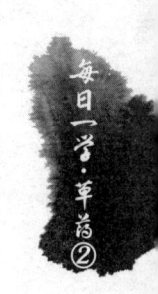

饮。病人吃下去后大小便通畅，上肢麻木感消失，气血流通，血压就能降下。

我说，治耳鸣用杞菊地黄丸。大家会有疑问，这个药不是用来明眼目吗？

肝开窍于目，肾开窍于耳。若肝中血足，肾中精足，则耳聪目明。枸杞，补肝肾精血；菊花，明目清头风；地黄丸，滋肾阴，补肝血。

今天我讲的草药是：麦冬。

这味草药，甘寒清润，善清心肺之热而养阴除烦，兼可清润胃肠而止渴润燥。

口干

我常让口干舌燥的病人用麦冬、沙参泡水。以前有一位病人口干，晚上经常会渴醒。我为什么要用这两个药？首先，沙参是参类药，能补气；麦冬是滋阴药，能养阴。气阴并补，口中就会有甘甜的口水涌上来。

第二则病例，有一位老师，常有咽喉痛，每天只要讲超过两节课就会咽痛、沙哑。病人日常运动量小，常吃煎炸烧烤等食物。我让他每天跑步半小时，再配合"玄麦甘桔"：玄参、麦冬、甘草、桔梗，四味药，各10～20克，泡水。

便秘

麦冬，我们当地人称为"山鸡米"，因其像晶莹剔透的小珠子一样，可以用来治疗中老年人便秘。

麦冬味甘，尝起来味甜，这种甜很好吃，特别是夏天吃它是最好。

肠胃积热素体阳盛，或热病之后，余热留恋，或肺热肺燥，下移大肠，或过食醇酒厚味，或过食辛辣，或过服热药，均可致肠胃积热，耗伤津液，肠道干涩失润，粪质干燥，难以排出，形成"热秘"。

当地有一位铁匠，由于他经常在高温环境下工作，长此以往伤阴液。他经常感觉口干舌燥，并且喝水不解渴。这种情况下喝水过多还会尿崩。身体得不到足够的水分，仍然会干燥，上流下出，滋润不到。

用沙参、麦冬、玉竹、石斛、黄芪、枸杞六味药。工作后，用这个药方煎水，第二天一睡醒，精气神饱满。阴液能够得到补足。这就是治疗阴液损伤的小妙方。

各行各业的人身体劳累的部位不同，职业病的表现也不同：老师会得慢性咽炎，司机会得腰椎病，铁匠会出现阴液亏损，渔民会得风湿痹症等。

各行各业都有妙方，所以我们不是治一个人的病，要治一个行业的病。

口腔溃疡

凡疮皆属火，疮痈原是火毒生。降火要滋阴，熟地、麦冬、山药都可以滋阴，山药生津没有熟地、麦冬多。

导赤散加麦冬：生地、麦冬、甘草，能把阴分养够，竹叶、木通降火气。

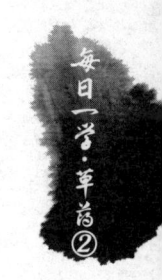

体虚乏力

夏季无病常带三分虚,即人在夏天很容易疲乏;秋冬季节手脚就比较有力。这是因为夏天,天气炎热,汗孔开发,真气元气外泄,秋天过后,毛孔收,力量就会降至腰腿。夏天用生脉饮:麦冬将气从肺降到肾,五味子使其收藏内敛一个,党参补气。

有一位老师来看病,主诉身体疲乏,腿都迈不动。我给她用生脉饮。夏天气阴两伤,生脉饮主之。

草药小贴士

麦冬性微寒,味甘微苦。归心、胃、肺经。具有养阴润肺、清心除烦、益胃生津的功效。用于治肺燥干咳、吐血、咯血、肺痿、肺痈、虚劳烦热、消渴、热病津伤、咽干口燥、便秘等病症。

(1) 用于肺阴不足,温燥伤肺、干咳气逆,咽干鼻燥等证,如清燥救肺汤,即以本品配伍桑叶、杏仁、阿胶、生石膏等药;治肺阴亏损、劳热咯血及燥咳痰黏之证,如二冬膏,即麦门冬、天门冬等份,加蜂蜜收膏。

(2) 用于胃阴不足,舌干口渴,多配伍沙参、生地、玉竹等同用。

(3) 用于温病邪热入营，身热夜甚、烦躁不安，如清营汤；以本品配伍酸枣仁、生地等，可防治阴虚有热，心烦失眠，如天王补心丹。

(4) 还可用于肠燥便秘。如增液汤，即以本品与生地、玄参同用，治阴虚肠燥，大便秘结。

(5) 消渴。把大苦瓜捣成汁，泡麦冬100克，过一夜，麦冬去心、捣烂，加黄连（去皮毛）研末，做成丸子，如梧子大。每次服50丸，饭后服。一天服2次。两天后当可见效。

(6) 吐血、鼻血。用麦冬（去心）500克，捣烂取汁，加蜜300毫升，调匀，分2次服下。

(7) 齿缝出血。用麦门冬煎汤漱口。

(8) 喉疮。用麦冬50克、黄连25克，共研为末，加炼蜜做成丸子，如梧子大。每次服20丸，麦门冬煎汤送下。

(9) 下痢口渴。用麦门冬（去心）150克、乌梅肉20个，锉细，加水1升，煮成700毫升，细细饮下，有效。

用量用法：10～15克。清养肺胃之阴多去心用；润阴清心多连心用。

使用注意：感冒风寒或有痰饮湿浊的咳嗽，以及脾胃虚寒泄泻者均忌服。

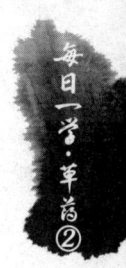

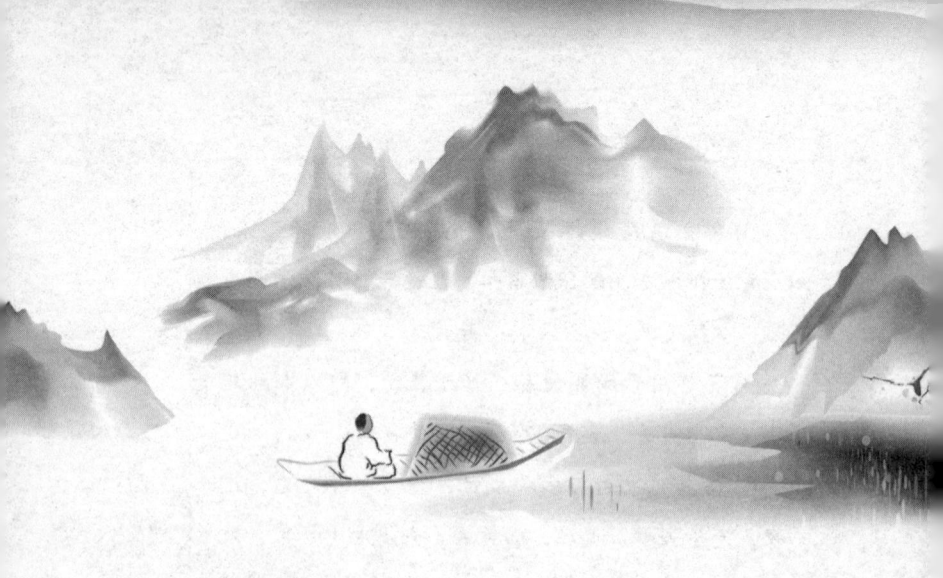

第49日
山苍树

9月15日 晴 湖心亭公园

他们老一辈人进山采药，讲究仁慈之心，绝不会绝之而余，他们采药有一个原则，八个字，叫"采大留小，采密留疏"。每次入山都能满载而归。我以前不理解为什么孙思邈他在《千金方》提到，他要求学子亲自上山采药。

第一，培养学生不畏困难险阻。

第二，采药过程中劳其筋骨。

第三，通过采药培养慈悲心，关爱万物。

第四，看这个药物的形态，知其功效。

昨天讲麦冬也叫麦门冬，这味药晶莹剔透，汁水很多，所以它能滋阴养液。

麦冬、桔梗、玄参专治慢性咽炎。第一滋阴养液，第二温阳气化。这个方法我称为"春阳融雪"。

消渴

如果病人是消渴症，血糖高，多饮多尿，喝水又不解渴。用麦冬加沙参也可以加乌梅。乌梅，味酸，生津液；麦冬、沙参味甘，益力，生津液。三组药配在一起，可以调出既酸甜又可口，又补能量的汤药。

治烦躁失眠

夏暑燥热，晚上入睡困难，要给病人制造"秋凉滋润"。这个方法我也叫"增液降雨法"。比如天气特别热，很难入睡，但是一场雨过后，气温下降，就能安稳入睡。

"增液"用：党参、麦冬，"降雨"用：五味子。五味子能将肺中水气降到肾，金水相生，补肺纳肾。

如果觉得这三味药泡茶麻烦，可以去药店买人参五味子糖浆或生脉饮。

张仲景在《伤寒论》专门记载一副"麦门冬汤"。这个汤方对于燥火、干渴、胃口不开很好。火逆上气，咽喉不利，止逆下气，麦门冬汤主之。

火逆上气是指火邪上攻咽喉，尤其是饮食油腻、生气愤怒、熬夜后虚火上炎，都可以用麦门冬汤。

火逆上气为病机，咽喉不利为病症，止逆下气为治法，

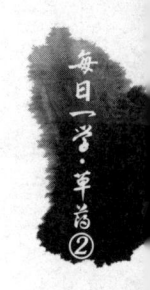

麦门冬汤为方药。

张仲景在十几个字中，就把一个病的病因、病名、治法、方药都写得清清楚楚，简明扼要。

夏季感冒发热后，咽干咳嗽、口燥，生气过后七窍生烟，吃煎炸烧烤后咽喉不利，或熬夜后咽干口燥等症，阴伤化火，胃气不降，麦门冬汤主之。

麦冬功效中有一项：清心除烦。它能够润心肺，所以能除烦。

病人渴得很烦躁，用麦门冬、沙参、玉竹可解烦。

治咳嗽

润肺能止咳。很多止咳药中会放蜂蜜，因其为养阴养液之佳品。

病人咳嗽，要看有没有痰液，有痰为湿邪，要化湿。如果病人无痰，再看舌苔，若舌苔干红，则为阴伤口燥。用枇杷叶和麦冬，熬成水后再浓缩兑点蜂蜜，这就是枇杷麦冬止咳糖浆。

燥则破绽百出，润则密合无间。

治口唇干裂

冬天很多人都会出现嘴唇干裂。干裂为津液不足的表现，滋阴养液后干裂的地方就会得到滋润。

口唇干裂，用麦冬配苍术。如果不配苍术，效果没那么好，这个治疗糖尿病口干舌燥、唇干、咽干效果非常好。

大地上的作物有雨露还要有阳光才能欣欣向荣，也就是说要有阴，要有阳，雨露就是阴，阳光就是阳，阴液去滋润，阳气去蒸腾。否则就像冬天在土壤上倒一桶水，土地仍然干裂，得不到滋润。

好多糖尿病病人觉得口干舌燥，越吃凉冷的食物，嘴唇干裂越严重。忌食凉冷厚，吃点姜枣茶，再用麦冬、山药、沙参来煮水，嘴唇立马不干裂而且不干渴了。

一个糖尿病病人说他口干得厉害，眼睛也干涩，即使喝很多水也不解渴。我让他通姜枣茶加苍术，一吃下去，果然口唇不再干燥，眼睛也不干涩了。这种类型的渴症，像用锅煮水一样，锅盖很干是什么原因？第一个原因：锅底无火，第二个原因：锅内无水。

病人皮肤、黏膜干燥。这时有两种办法：滋阴养液，就像向锅中加水；升举阳气，锅中有水时阳气蒸腾，水汽就会到锅盖上，锅盖就会很滋润。

治便秘

麦冬还有一个增液行舟的功效。它用来治疗老年人肠燥津枯便秘。生地、麦冬、玄参三味药各 10～20 克，吃下去比大黄还管用。

它能让肠道有水分。好比桥下面突然放水，水位线低下去后打鱼的船都开不动。一旦没水，渔船就会搁浅。人也一样，肠道缺水加上久坐，会造成便秘。

古人看到这种现象作了一首非常美丽的诗：

  昨夜江边春水生，艨艟巨舰一毛轻。

  向来枉费推移力，今日中游自在行。

意思是：昨天晚上下了春雨，大船就像一片羽毛，轻

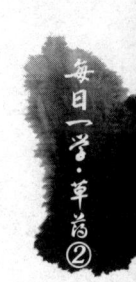

轻浮在水上。之前费了很多力气去推都推不动。但是今天他在河中能够轻松地行驶。那么大的船，就因为水液足，走得久很好。

治便秘也是相同的道理，肠道津液够了才会润畅。

以前有一位长期便秘的病人来找我看病。他用过大黄、番泻叶，但是便秘还没治好。我给他用：玄参、麦冬、生地、肉苁蓉、火麻仁。

今天要跟大家分享的这味药。前面的内容中提到过：山苍树。

山苍树从头到脚都是宝。它的籽可以暖胃、叶可以散风寒，治感冒、治腹痛，根可以开胃消食。

有人专门为山苍树作了一首诗，名字就叫《山苍诗》。

> 岭南春来早，花开满地香。
> 子曰荜澄茄，根名豆豉姜。
> 入口肠胃暖，煮水腰腿壮。
> 外擦风寒祛，常备人无伤。

诗词大意：岭南的春比其他地方都早到，山苍树花开满地香，清香扑鼻。有人叫它荜澄茄，它的根名叫做豆豉姜。内服能暖肠胃，煮水后服用可以加强腰力脚力；外用可以祛风寒。

第一次见山苍树是在我第一年入山时，漫山都是山苍树的花，很香，景色使我流连忘返！

治胃痛

诗中所述山苍树的第一个特点是辛香。辛香定痛祛寒湿，所以它治疗胃痛效果特别好。

山苍树也叫荜澄茄、山胡椒，能暖胃驱寒。它像小胡椒一样，家中没有胡椒暖胃可以拿山苍子来代替胡椒；它偏于暖胃，还能祛风湿。

治风湿

大家可能知道用胡椒炖猪肚，可以治胃寒、胃下垂，而用山苍树炖，还可以多一个功效，治风湿。

山苍树根的名字叫豆豉姜。原因在于根切开后有豆豉的味道，也有姜的味道。治疗中老年人腿脚无力、风湿腿痛，用山苍树根、黄芪，我们当地用五指毛桃代替黄芪。

风湿性关节炎的病人如果脚痛严重，加巴戟天、牛大力。手指痛严重，加桂枝。

治鼻炎

第二个特点：入口肠胃暖。吃过山苍树后肠胃暖洋洋，鼻子都会很通畅。

很多人鼻塞，其根本是胃冷。有些人越吃寒凉之物，鼻塞越严重。山苍树入口肠胃暖。肠胃一暖，鼻窍则通，鼻窍是小口，肠胃是大口，小的要服从大的，肠胃温暖，蠕动力加强，鼻窍自然就通。

有一个小孩鼻炎两年余，一直没治好。我让他的家人回去用黄芪、大枣、枸杞、山苍树这几味药，抓一大把来熬水。让孩子带到学校就喝。吃三天鼻窍就通，而且上课也不打盹，很精神。

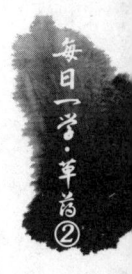

治腰膝酸软

第三个特点：煮水腰腿壮。

山苍树是抗疲劳的药。

有些女性产后腰膝酸软，脚肿。这时可用五指毛桃、山苍树的根，两个拿来煲汤。用这个方法一吃下去，再加上这个洗澡，腰酸脚软，腿肿症状很快就消掉。这是壮腰腿的民间偏方，很多老人都知道。

中年人工作觉得容易疲劳、打瞌睡。白天觉得睡眠不足，晚上又睡不着。山苍树、仙鹤草、大枣用于治疗疲劳倦怠。仙鹤草、大枣茶它是偏于补脱力的药，而山苍树善通。辛香定痛，善于行走，让你吃了后觉得浑身都是满满的力量。山苍树煮仙鹤草大枣就是脱力汤。疲倦乏力的人喝下去，体力会变得充足。

治感冒鼻塞

第四个特点：外擦祛风寒。

山苍油可以外用。外感风寒后，容易鼻塞，这时将山苍树油涂在鼻孔上能通鼻窍。头晕、晕车、晕船擦一点就很舒服，因此它是一个人旅途常备堪称居家必备旅途常备的良好药材。

治疗风寒感冒初起，就一味山苍树根20克，煎水。你可以切点姜枣进去，不切也管用。

孩子在外面玩，不小心淋雨后，将山苍树根切好，拿来煮水煮得浓浓的，就一碗就够了。

治消化不良

治疗小孩消化不良，用山苍树、鸡屎藤，再加一点点茶叶煮水。给他喝，上午喝完下午胃口就开了。

另外，在妇女坐月子的时候容易出现食欲下降，看到什么都没什么食欲。食欲差，奶水少，奶水少孩子就吃不饱。我们当地民间流传一句话叫"不怕你说没胃口，就怕你手上没有山苍树"，山苍树根用来煮水，喝下去就能改善食欲差，起效很快。

治乳腺炎

局部炎症痈肿中最常见的是乳腺炎，乳房周围疮肿。

用山苍树叶子搞来，捣烂后加一点酒。再把它蒸熟，敷在乳房上，痈肿就会消掉。辛能散，能让皮肤周围的郁结散开。胀乃气滞，痛乃血瘀。用山苍树行气活血，香味药能行气活血，能醒脾开胃，所以这是治疗急性乳腺炎的民间专方。

治胃肠感冒

有一种感冒叫胃肠型感冒。胃肠型感冒的发病诱因主要是来自外部刺激等因素，天气冷暖变化时发生较多。这是由于冷空气对肠胃刺激，再加上生活习惯不正常，不良饮食等。

胃肠型感冒和胃肠炎不一样，主要区别在于，急性胃肠炎病人以前常有不洁饮食史，恶心、呕吐较为剧烈，呕吐物常有刺激性气味，但一般没有发热症状。而许多人在胃肠型感冒发病的起初，常把它误当作急性胃肠炎来治疗。

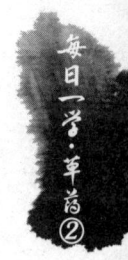

脾胃五行属土，属于中焦，同为"气血生化之源"，共同承担着化生气血的重任，是后天之本。人需要大量的能量，而这些能量都是要通过饮食而来，但是饮食必须要由脾胃共同工作才能转化为气血能量。胃肠感冒后，肠胃蠕动减少，气血生化无源，人就会没有精神。

山苍树既能够暖肠胃，而且还能解表，一味药同时解表，又能暖肠胃的，吃后还可开胃。哈哈。

治风湿

现在很多人得风湿，原因在哪里？

病人早年受了小风小冷，他不管，小病不治，大病之母；小火不灭就会变大火，所以我们中医是治小病。哈哈。

我们去采药，长期泡在水里，关节都没事，因为我们一回来，不是姜枣茶，就是山苍茶。这个茶一喝下去，会筋骨灵活。清晨有些人喜欢锻炼，但是锻炼久过后，筋骨僵硬。

你只要切几片姜跟山苍树根，两三根一起熬成水，起来就喝下去，再出来走，都不会招风冷了，寒邪、风邪都进不了身。

这不是我的经验，而是李时珍的经验。他常因清晨要去采药，或要去看病，为了避免外感风寒，口中要含姜。如果是在我们南方，就可以用这个山苍树根来煮水，那就可以辟风寒暑湿之邪。

好！我们今天分享到这里，更多精彩在明天。

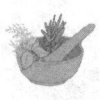

草药小贴士

山苍树别名山胡椒、味辣子、山苍子、木姜子、木香子、野胡椒、臭樟子。味辛微苦，性温，归脾、胃、肾经。温中止痛；行气活血；平喘；利尿。主治脘腹冷痛；食积气胀；反胃呕吐；中暑吐泻；泄泻痢疾；寒疝腹痛；哮喘；寒湿水臌；小便不利；小便浑浊；疮疡肿毒；牙痛；寒湿痹痛；跌打损伤。

(1) 治脾胃虚满，寒气上攻于心，心腹刺痛，两胁作胀，头昏，四肢困倦，吐逆，发热，泄泻，饱闷：荜澄茄、高良姜、肉桂、丁香、厚朴（姜汁炒）、桔梗（去芦）、陈皮、三棱（泡醋炒）、甘草各75克，香附（制）150克。为细末。每服200克，姜3片，水100毫升，煎七分，和渣服。

(2) 治脾胃虚弱，胸膈不快，不进饮食：山苍树不拘多少。为细末，姜汁打神曲末煮糊为丸，如桐子大。每饭70丸，食后淡姜汤下。

(3) 治中焦痞塞，气逆上攻，心腹疼痛：山苍树25克，良姜100克，神曲（炒）、青皮（去白）、官桂（去皮）各50克，阿魏25克（醋、面裹煨熟）。上为末，醋、面糊为丸如桐子大。每服20丸，生姜汤下，不计时候。

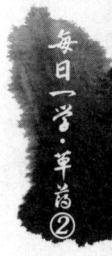

(4) 治伤寒呃逆日夜不定者：山苍树 1.5 克，高良姜 1.5 克。二物捣罗为散。每服 10 克，水六分，煎十余沸，入少许醋搅匀，和滓如茶，热呷。

(5) 治噎食不纳：山苍树、白豆蔻等份。为末。干舐之。

(6) 治支气管哮喘：山鸡椒果实、胡颓子叶、地黄根（野生地）各五钱。水煎服。忌食酸、辣。

(7) 治中暑：山鸡椒果实 5～10 克。水煎服。

(8) 治无名肿毒：山鸡椒鲜果实适量。捣烂外敷。

第50日
小伸筋草

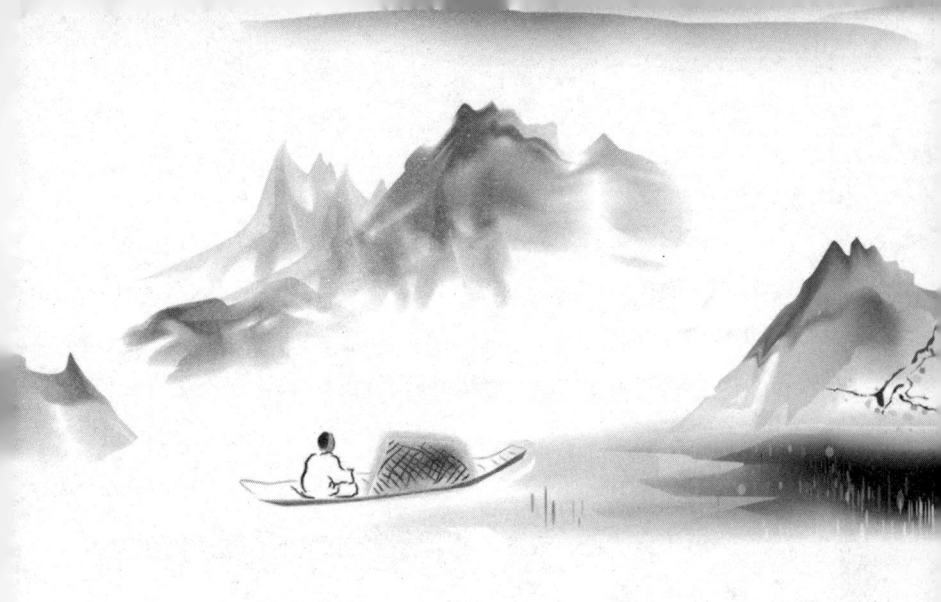

9月15日 晴 湖心亭公园

山苍树籽是岭南的一味奇药。

我在春天进山实发现它已经开花。但是山苍树花要结果实需要开到秋天，等于它攒了一个春夏的能量，夏天暴晒，它把这些热气吸到花里。所以它的药性才那么辛烈，在人体碰到湿邪把它们赶出体外。

它有哪些神奇？

治风湿关节痛

用山苍树熬水来泡澡，然后用山苍树籽、生姜、大枣煮水喝。

内服暖脾胃，外洗祛风湿，这就是山苍树的口诀。脾胃生化有源，肌肉关节才好，风湿才会少。所以这是内外兼修，内外兼治的一味药。

它看似一文不值，实值价值千金。

食欲差

小孩食欲差，厌食，就会觉得吃饭不香，这时给他用一些芳香的药。

香药有哪些？藿香、白花臭草、金不换、紫苏叶、山苍树。

饭后呃逆，大家可以煮红薯汤加紫苏叶或金不换。所有人吃红薯都觉得胃不好，只要把山苍树和紫苏叶加进去就好了。

错不在于红薯，在于不懂得怎么去调配，还有剂量的把握。吃到撑，谁都会不舒服。

贪吃没药医。

小孩消化不良，面黄肌瘦，不爱吃饭。如果家中有陈茶（留得时间久的茶叶），再加鸡屎藤和山苍树，没有消不掉的食积。

这副方剂下去后，孩子就会如狼似虎地吃饭。山苍树10～20克、鸡屎藤20～30克，加老陈茶，泡浓茶。

这是山苍树的好处，治疗消化不良、食积、腹胀。

鼻炎

鼻炎、鼻塞的病人尤其是受风就会变严重的病人。如果这些人早上起来猛打喷嚏，就用山苍树20～30克。用枝叶或根都可以。效果最好的是根，根的力量更强，可以说一条根的药力相当于十条枝叶。虽然它力量很强，但是比较难挖。相反，枝叶容易采一些，山苍树根10～20克，配合几片姜，几个大枣。

这个药方可以保护脾胃。所有辛香，祛风湿的药，都会伤胃，要靠姜、枣护胃。

有一位病人，他们一家都有鼻炎，早晨起床后就轮流打喷嚏，你一下我一下，来来回回像高手过招，各类滴鼻药摆满家中药柜，但是效果却不理想。

我让他用山苍树配合姜枣茶，早起后服用。一碗喝下去，一整天很少打喷嚏。

掌握一个小单方就帮助了一方人。

女性在产褥期时要保证奶水充足就要摄入大量营养，但是偏偏这时候容易出现厌食。这时用山苍树根、艾叶根煲汤，一定要是根，各10～20克。这个药方醒脾胃的能力非常强，迅速使脾胃振作，有力量。

这是草医郎中们的秘传，它能让很多坐月子的女性，既能够保持身体无恙，又不会被风寒湿所侵，让孩子有奶吃就靠这一招。乳房属于阳明胃经，脾胃失调，会导致母乳缺乏。相反，胃口一好，奶汁就源源不断从脾胃上来。

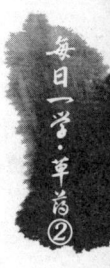

关节炎

老年人易疲劳，没精神，并且容易驼背，随着年龄增长，驼背愈加严重。另外由于风、寒、湿等外邪侵袭人体，痹阻经络，气血运行不畅致病。主要以肌肉、筋骨、关节发生酸痛、麻木、重着、屈伸不利等为主要表现的病症。

在当地有一位老人肩关节痹痛，据他描述，把这个颈部拉直一点都觉得很难。以前还可以去赶集，现在只能一个月去三次。在我们当地赶集只能在特定日期去。

我给他用一个药方让他可以一个月去九次。黄芪30克、枸杞30克、山苍树10克。

这药茶煲好以后加入生姜片、大枣，调在一起，连枣也可以吃了。黄芪、大枣补气；生姜、山苍树，辛香定痛祛寒湿。再配合枸杞补腰骨，让骨头重新强壮起来。

这个药方可以用来抗衰老，延年益寿，所以后面讲"疲倦五药"就出自于这里。一个人随着衰老，面上长斑，气短、背驼，走路腿脚拖泥带水、沉重无力，就用这五味药。如果你把这五味药拿来泡酒（干品泡七天），每天一小杯就行。如果病人六十岁以上会喝酒，可以喝点酒，行气活血；六十岁以内，我的建议是多锻炼，别喝酒。

腹痛

有些人吃了生冷的食物后会出现急性腹痛。在我们当地经常会遇到这类病人，但是不是每一次我们都要用胃药。

这种情况下可以用山苍树叶。首先将山苍树叶捣烂，捣烂后敷在肚脐上，腹痛即可缓解。其次用山苍树叶煮水，喝下去，也可以缓解腹痛。辛香定痛祛寒湿。

山苍树是行气止痛药中最典型的代表。

它气味极香，能够祛风散寒治风湿，温中理气治胃痛，还能够行气活血，治疗腰骨腰腿疾患，更能芳香辟秽，治疗食积、腹胀。

山苍树、藿香、陈皮、香附、苏叶，这五味药晒干后打粉。专门用来治疗舟车劳顿、水土不服所致肠胃不适。

中药在欧洲很流行，很受敬仰，他们叫"草木店"，他们对草木店很有好感。中国人有两样东西让他们十分服气，第一个是"中国功夫"，第二个是"中国草药"。

山苍树就复习到这里。

今天要讲"小伸筋草"这味草药。这种草在岭南很多，大家把它割来当柴烧。懂得如何用它才是宝，不懂就当柴草。

我在行医过程中经常遇到老年人下肢出现肌肉痉挛。肌肉痉挛俗称抽筋。腿常抽筋大多是受凉等因素引起。我治疗腿脚抽筋十拿九稳，而且方法简单易学。但是为了保证疗效，有一个前提：治好以后病人不要再吃凉冷的食物，而且要多晒太阳。

老人身体虚寒有湿且疲劳过度。我用两味药一搭档，可以把寒湿赶跑，可以让疲劳过度得到修复。

据我观察，下肢肌肉痉挛很有特点，发病时间，夜晚

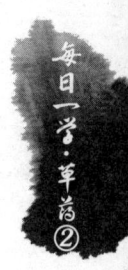

多于白天；发病部位，下肢多于上肢；发病人群，老人多于青年。

根据阴阳五行学说：老年人属阴，年轻人属阳；上午属阳，晚上属阴；上半身属阳，下半身属阴。它的病理病性已经决定了它的阴寒内盛，阳火不够，所以我给病人用淫羊藿、小伸筋草这两味药。

下肢肌肉痉挛

以前义诊的时候，有一个阿叔腿抽筋，吃进口钙片，抽筋还治不好。这位病人不是缺钙。人体阳火不够了，肾阳不足了，体内寒湿重。我给他用淫羊藿50克，小伸筋草20克。病人喝下药当晚就没出现痉挛。

小伸筋草在我们当地又叫鹿角毛。因为它长得像鹿角，一个角长了很多毛。它能祛风除湿。治疗下肢风湿关节痛，用小伸筋草一味药30～50克煲汤或煮水。它名字叫小伸筋草，顾名思义，它就能让紧急的筋骨变得放松伸展开来，叫舒筋活络，祛风除湿。

我从另一位老师那里了解到小伸筋草最神奇之处是可以用于治疮痈。

这位老师用小伸筋草，治愈若干例周身疮痈的病人。病人都是长期多发的痈肿，体质、抵抗力很差，没办法用消炎药。他给病人用凤阳草医单方——斧头方。

方法很简单，炖鸡肉时将小伸筋草塞到鸡中炖熟，然后吃肉喝汤。吃了两三次，痈肿就能排得干干净净，全部从肠道里排出来。

跌打损伤

我们当地把小伸筋草当作跌打药。病人伤筋动骨后肯定要让他的筋骨得到舒展。用小伸筋草捣烂泡酒。把它煮热后喝完，余下的药渣敷在局部创面，瘀、肿就可以慢慢消退。

它能够活血，能止痛。小伸筋草一年常绿、常青，所以我们也叫它"抗青"。

夜盲症

它的绿色像松柏一样，看着很舒服。这味药对眼睛非常好，就有位老人晚上就看不清路，这时用小伸筋草30～50克和猪肝一起煮。

肝病

治疗急性肝炎病人，有人以消炎为主，我首先疏肝。

小伸筋草能疏肝。肝主筋，所以舒筋活络的药，它一定能疏肝理气。

肝部的囊肿都用它，普通疏肝理气药，像苏叶、玫瑰花、郁金、柴胡，作用比较表浅，偏于上，像鸡毛掸子。而小伸筋草是深层次地疏肝理气，它像钢刷。碰上痛、包块、结节，鸡毛掸子扫不走就得用钢刷。

我在清远见习的时候，有一位老师，他得了肝囊肿、

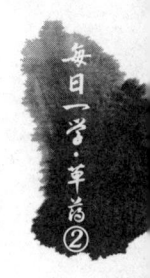

多发性囊肿，常规的草药治疗效果不理想。

然后去当地找老中医，那位中医就给了他药，小伸筋草、三棱、莪术、党参、大枣、黄芪。这个方子补药也有，泻药也有，看得乱糟糟的，也不解释这个方子。大概吃了半个月左右，再检查，那些囊肿居然就消失了。

他说，这老先生也不跟你讲什么道理，就药房里抓药，连称都不用，就用手一把一把地抓。

小伸筋草既补又通，这样有利肝脏排毒，管道打通了，脏东西才容易排出来。

在古籍上记载"肝部包结，小伸筋草水煎冲红糖。"

盗汗

有些孩子晚上容易出汗，小伸筋草煮水后用来洗澡，这是治疗小孩盗汗的小招法。

目涩

还有，玩多电子游戏，看手机，眼睛发红、酸涩。夏枯草、桑叶、菊花、小伸筋草，通通可以用。因为青色入肝，通于目。这些常青的绿叶，都能够入肝、入目。

烫伤

烫伤后将小伸筋草，煮浓汁来或榨浓汁来，可以加入桐油，敷在患处。烫伤部位不但好得快，还可以不留瘢痕。

鼻衄

小伸筋草流鼻血甚至喝酒以后啊，咳血吐血，小伸筋草10克左右水煎服。这些都是它祛风除湿、活血通络、舒经止血之效果。

好！我们今天分享到这里！

草药小贴士

小伸筋草味苦涩，性温。疏经活络，温肾止痛。治风湿，周身酸冷，胃寒痛，驱肠寄生虫。

(1) 治风湿，周身酸冷：小伸筋草15～100克。泡酒服。

(2) 治胃寒痛：小伸筋草每用10克。研末，一次服。

(3) 治肾虚：小伸筋草五钱，炖肉100克。分2次服。

(4) 治毛囊炎：小伸筋草10克。水煎服。

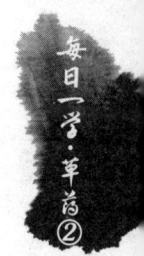

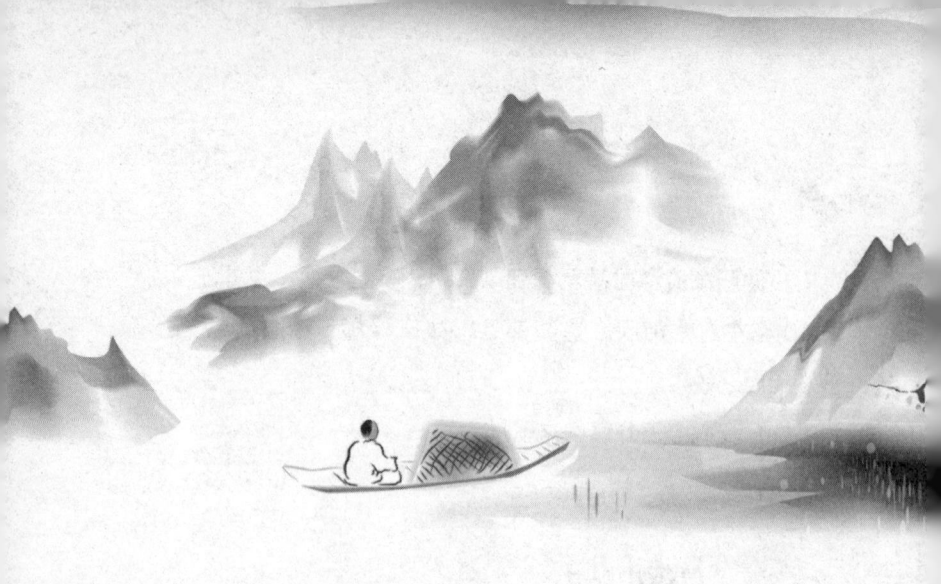

方药集锦

❀ 心烦失眠

一味穿心莲煮水。

❀ 中耳炎

穿心莲绞汁滴耳朵。

❀ 口腔溃疡

穿心莲、蒲黄煎水漱口。

❀ 穿心莲牌消疮膏

穿心莲捣烂跟凡士林调成膏外敷,它是毒热杀手,脓疮克星。

妇科炎症

穿心莲、百部捣烂外洗。

肺炎

四逆散配千金苇茎汤。

热痢

穿心莲、凤尾草。

眼睛痛

穿心莲、菊花。

咽喉痛

穿心莲、桔梗、射干。

牙痛

穿心莲、大黄、薄荷。

肺热咳嗽

穿心莲、麦冬。

胃痛

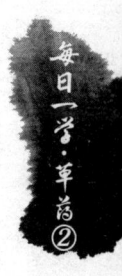

穿心莲、金不换,消炎穿心莲,止痛金不换。

尿道炎

穿心莲、车前草。

虫蛇咬伤

穿心莲捣烂敷。

口干

刺苋、枸杞子。

肝炎转氨酶高

刺苋、白花蛇舌草、五味子。

口苦咽干

刺苋、麦冬、石斛、枸杞子。

热痢

刺苋根煮水兑蜂蜜。

甲亢瘰疬

刺苋100克煮水。

咽痛

刺苋、岗梅。

湿疹瘙痒

刺苋、杠板归、艾叶加盐煮水，擦洗。

牙痛

刺苋研粉，塞在肿包处。

结石

刺苋 50～100 克,加威灵仙 10～20 克。

疮口溃烂

刺苋捣烂敷在疮口周围。

慢性下肢溃疡

新鲜的刺苋根捣烂加点桐油,敷在疮口上它就会退掉。

胃溃疡出血

刺苋捣烂外敷,刺苋煮水内服。

消积茶

五月初五的艾叶跟茶末。

风寒感冒初起

艾叶、生姜。

风寒头痛

艾叶煮鸡蛋,喝汤吃蛋。

消虫止痒洗液

苦参、刺苋、百部,它通治一切湿热皮肤疹毒。

虚人感冒

仙枣艾叶汤,即仙鹤草、大枣、艾叶。

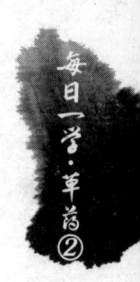

❀ 反复拉肚子

艾叶、山楂、陈皮煮水加点红糖。

❀ 微笑汤

艾叶、玫瑰花、大枣。

❀ 疙瘩

艾叶揉烂，反复擦。

❀ 月经量大

炒艾叶根，水醋各半煎服。

❀ 妇女痛经

生姜、大枣、艾叶煮水。

❀ 心衰脚肿

黄芪100克，赤小豆100克煮水。

❀ 癌症放化疗后康复

五红汤：赤小豆、枸杞子、红枣、红衣花生、红糖。

❀ 常跟水打交道

紫苏叶、赤小豆。

❀ 常跟火打交道

麦冬、沙参。

电焊、用眼过度

桑叶、菊花。

小儿发烧

三豆饮：黑豆、红豆、绿豆。

皮肤瘙痒

麻黄、连翘、赤小豆、桑白皮、杏仁、生姜、大枣。

肝硬化腹水

赤小豆鲤鱼汤。

肾炎淡白尿

黄芪、赤小豆。

癌瘤三药

半枝莲、半边莲、白花蛇舌草。

咽喉肿痛

半枝莲30克，射干10克煮水。

鼻咽癌

半枝莲50～100克，新鲜的金银花20克再加威灵仙。

肺癌

半枝莲、白英各30克煮水。

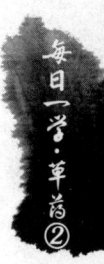

胃癌

半枝莲、蒲公英。气力不足者，加黄芪、五指毛桃。

急性乳腺炎

半枝莲、墨旱莲捣烂外敷。

急慢性肝炎

半枝莲、田基黄各30克，车前草10克。

喝酒口苦

葛根、田基黄、半枝莲、车前草、溪黄草。五药专退肝部毒浊。

湿热痢疾

半枝莲、凤尾草，也可加地斩头、艾叶。

烧、烫伤

紫草、半枝莲煮水，外洗，有热毒者可配合内服。

毒蛇咬伤

野外急救，用刀把伤口划开，再用火烧伤口，把毒液里的异性蛋白烧掉。如果能找到半枝莲、半夏的话，把它们捣烂外敷。

无名肿毒、疮痈

仙方活命饮内服，半枝莲、半边莲、半夏捣烂外敷。

❀ 割伤流血

白花臭草揉烂敷上，止血效果特别好。

❀ 炎肿

白花臭草加酒捣烂外擦。

❀ 脓包

白花臭草加蜂蜜捣烂外敷。

❀ 感冒初起

咽痛热证，用新鲜白花臭草30～50克，薄荷10克，煮熟了就好，别煮太久。

寒证，风寒感冒颈背很僵，淌清鼻涕，用白花臭草加生姜。

❀ 落枕

白花臭草加葛根，两味药各30～50克煮水。

❀ 鼻塞

白花臭草加苍耳子煮水喝。

❀ 中耳炎

白花臭草捣烂榨汁，点入耳朵。

❀ 急性扁桃体炎发热

白花臭草、半枝莲或墨旱莲捣烂榨汁，兑入蜂蜜饮。

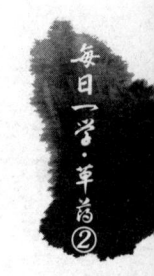

❀ 结石

海金沙配白花臭草，煮水喝。

❀ 开窍法

开鼻孔，白花臭草加苍耳子。

开耳窍，白花臭草加菖蒲。

开喉咙，白花臭草加射干、半枝莲。

开尿道，白花臭草加海金沙。

❀ 腹胀风

白花臭草捣烂吞服，并外敷肚脐。

❀ 烂脚趾

白花臭草捣烂，加蜂蜜，外敷。

❀ 瘙痒

白花臭草煮水洗澡。

❀ 腹泻

白花臭草加凤尾草，煮水喝。

❀ 上吐下泻

白花臭草加生姜。

❀ 急性胃痛

白花臭草5～7片，嚼服。

扁桃体炎

白花臭草、红背各 30 克煮水,当天喝当天减轻。

口腔溃疡

白花臭草、艾叶煮水或捣烂榨汁,含在嘴里。

湿疹

白花臭草、白勒、刺苋、杠板归,找到其中几样皆可,煮水洗澡。

疮痛肿毒

白花臭草捣烂加冷饭外敷。

牙龈肿痛、咽喉痛

咸酸草捣烂榨汁兑蜂蜜,含热后,再慢慢吞下去。

五味治病

痛者,多用辛味药,辛辣。

虚者,多用甘甜的。

燥者,多用苦寒的。

气浮者,多用酸的。

身体有硬块、结块者,多用咸的。

背酸

咸酸草加酒捣烂,炖或炒,擦背。

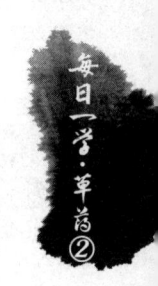

❀ 跌打损伤初起

咸酸草加酒捣烂炖,外敷内服。

❀ 鼻炎

咸酸草加鹅不食草,煮水喝。

❀ 热火出血

咸酸草捣烂榨汁,加蜂蜜,内服。

❀ 带状疱疹

咸酸草加雄黄,外搽。

❀ 急性热痢

一味咸酸草,煮水内服,或用干品研粉冲服。

❀ 乙肝

白花臭草、白花蛇舌草、白花墨草、咸酸草。

❀ 乳腺炎

咸酸草捣烂,加酒炖热敷。

❀ 乳房肿包

咸酸草、辣椒捣烂,加酒炒热外敷。

❀ 胸痛

咸酸草、鹅不食草捣烂加酒内服外敷。

崴伤散

栀子、大黄、连翘、乳香、没药打粉,刚扭伤调醋收敛消肿,接下来调酒活血化瘀。

瘀血

栀子、白花蛇舌草捣烂贴中指,左边白睛黑点,贴右边中指,右边白睛黑点,贴左边中指,也可用田基黄捣烂塞鼻孔,左眼塞右鼻孔,右眼塞左鼻孔。

失眠

虚烦躁扰,心中烦恼像灯笼烧一样的失眠,为心火过亢,用栀子豉汤。

没劲不想动、失眠,为肝血不足,用酸枣仁汤。

牙出血

用栀子捣烂加红糖,煮水喝。

尿出血

栀子加冬瓜,煮水喝。

远行足部伤

栀子治远行足部伤,栀子捣烂,与冷饭一起敷。

肩部挑担伤

刺菠、黄芪、党参煮水喝。

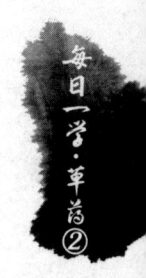

❀ 蛀牙良方

刺菠、栀子各20克，煮水喝。

❀ 咽喉痛

刺菠根加酸梅20克，煮水喝。

❀ 淋巴结发炎

刺菠配刺苋，煮水喝。

❀ 肝热目赤

白茅根、田基黄、刺菠，煮水喝。

❀ 小孩感冒腹痛

刺菠、算盘子，煮水喝。

❀ 降血糖

刺菠、玉米须，煮水喝。

❀ 肩颈酸痛

刺菠根泡成药酒内服，并拍打肩颈，药酒外擦。

❀ 陈年瘤疾

刺菠根捣烂加酒，外敷。

❀ 蛀牙疼痛

刺菠根、两面针根捣烂，含在嘴里。

面黄肌瘦

黄芪 30 克，刺菠根 20 克，女的加龙眼肉，男的加党参。

湿疹瘙痒

刺菠煮水，擦洗。

发热

蚶壳草 30～50 克，榨汁加蜂蜜喝。

烦躁烧热腹痛

地胆头、蚶壳草，煮水喝。

肾炎

蚶壳草半斤煮水喝。

咽喉痛

蚶壳草加板蓝根，煮水喝。

或蚶壳草 30 克，岗梅 20 克，煮水喝。

急性腮腺炎

蚶壳草、大青叶各 20～30 克。

毒蘑菇中毒

催吐过后，马上用蚶壳草捣烂，加入第二次洗米水，兑点蜂蜜喝。

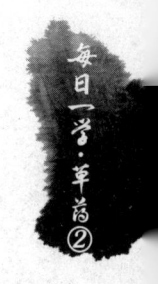

❁ 解暑神方

蚶壳草 50 克，榨汁，兑蜂蜜喝。

❁ 转氨酶偏高

蚶壳草配金银花、虎舌红。

❁ 退烧五虎将

蚶壳草、铺地锦、白花蛇舌草、梅肉草、三桠苦。

❁ 风团

杠板归、刺苋煮水外洗。

❁ 无名肿毒、带状疱疹

杠板归、无头藤（菟丝子藤）捣烂榨汁外擦。

❁ 尿道炎

杠板归、车前草，煮水喝。

❁ 毒蛇咬伤

用新鲜杠板归 500～1000 克榨汁，加酒服，剩下的烂渣，加点红糖，敷疮肿处。

❁ 肝癌三人组

穿破石、杠板归、七叶一枝花。

❁ 肺部咳喘

杠板归、陈皮、桔梗煮水喝。

夏季瘙痒

杠板归、艾叶煮水洗。

百日咳

杠板归、百日红各 20 克，煮水喝。

代刀汤

三棱、莪术、川牛膝、泽泻、杠板归、皂角刺。

尿三味

金樱子、黄芪、牛大力。

失眠尿多

金樱子、酸枣仁打粉冲服。

鼎三药

头颈部，用葛根、党参、川芎。
胸肋部，用枳壳、桔梗、木香。
肠胃，用小茴香、苍术、厚朴。
腰腿部，用杜仲、黄芪、枸杞子。
肩臂部，用桂枝、桑枝、小伸筋草。

脾虚腹泻

金樱子、芡实、白术各 10 克，瘦人用白术 10 克，肥人用苍术 10 克。

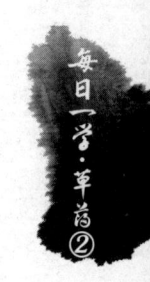

❁ 白带异常

金樱子根煮水喝。

❁ 脏器下垂

金樱子、黄芪、五指毛桃煲汤喝。

❁ 脚部痒痛溃烂

金樱子根、梅肉草,煮水喝。

❁ 烧烫伤

金樱子捣烂加茶油调敷。

❁ 遗精滑精

金樱子、五味子熬膏。

❁ 子宫脱垂

其一,坚持练习八段锦里的两手托天理三焦。

其二,用蓖麻子捣烂敷百会穴。

其三,用补中益气汤加金樱子。

❁ 出汗过多

金樱子配黄芪、白术、防风,即玉屏风散加金樱子。

❁ 脾虚咳嗽

四君子加金樱子、芡实、山药、莲子、苡仁。

❁ 精气神不够，中气虚

金樱子、党参、陈皮泡水代茶饮。

❁ 湿热黄疸

白饭草、溪黄草、金钱草、茵陈，煮水喝。

❁ 扁桃体发炎

岗梅、灯笼草、白饭草，煮水喝。

❁ 急性胃炎

白饭草配鸡公寄罗，煮水喝。

❁ 肠炎

白饭草、凤尾草，水煎服。

❁ 白带异常

白饭草配鸡冠花，水煎服。

❁ 霉菌性阴道炎

白饭草、地肤子、白鲜皮水煎，内服外洗。

❁ 眼睛干涩

白饭草煮水，加糖内服。

❁ 虫蛇咬伤

白饭草捣烂，外敷。

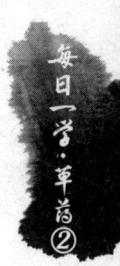

❀ 结石

白饭草、罗网藤、车前子水煎服。

❀ 流鼻血

白饭草、糯米煮水喝。

❀ 肾炎尿血

一味白饭草,水煎服。

❀ 湿疹瘙痒

白饭草50～60克,煮水,内服外搽。

❀ 喉咙沙哑

白饭草、桔梗、甘草,水煎服。

❀ 喉咙痛

白饭草、灯笼草,水煎服。

❀ 腹泻

蛇莓、凤尾草各30～50克,水煎服。

❀ 口腔溃疡

蛇莓捣烂榨汁,内含。

❀ 熬夜痰多

新鲜的蛇莓50～100克,加上刺苋,带刺能开破,再加一味桔梗引到咽喉部去。

乳癌

蛇莓、穿破石各100克，水煎服。

子宫内膜出血

新鲜的蛇莓60克，叶下红、墨旱莲各30克，水煎服。

腮腺炎

蛇莓、刺菠捣烂，水煎服。

毛毛虫蜇伤

蛇莓捣烂，加酒外敷。

急性乳腺炎

蛇莓、蒲公英捣烂，水煎服。

咳唾血

蛇莓、墨旱莲，水煎服。

痰核瘰疬

蛇莓、牡蛎，水煎服。

膝关节无力

血风藤50～100克，加大枣，水煎服。

放化疗后缺血

鸡血藤，熬糖浆。

小贫血汤

黄芪20克，鸡血藤20克，当归5克，大枣5枚，龙眼肉10克。

营养不良，面黄肌瘦

鸡血藤、鸡屎藤。

敬孝汤

千斤拔、牛大力、鸡血藤。

痛经

鸡血藤熬膏。

半边手脚不利索

补中益气汤加鸡血藤、黄芪。

腰骨痛

不通则痛，用鸡血藤、络石藤、海风藤。

不荣则痛，千斤拔、牛大力、五指毛桃。

肾主水，水湿腰痛，炒薏仁、赤小豆、泽泻、牡蛎。

同时也可以用鸡血藤、金樱子根、巴戟天，泡酒喝。

贫血

鸡血藤加制首乌熬成糖浆，加点酒。

痛经子宫肌瘤

桂枝茯苓丸加鸡血藤、川牛膝、黄芪、山楂。

周身酸软无力

党参、黄芪、当归、鸡血藤、山苍树、络石藤。

酒后咳吐

香橼、佛手、陈皮。

小孩没胃口

佛手、麦芽、陈皮。

没胃口

香橼、佛手、陈皮、麦芽。

没心情

佛手、香橼、陈皮、柴胡、郁金、香附。

没精神

鸡血藤、杜仲、黄芪、当归、枸杞子、大枣。

老人痰多

陈皮、佛手代茶饮。

压气饭、撞食症

陈皮、佛手、橘络。

胃胀

生姜、半夏。

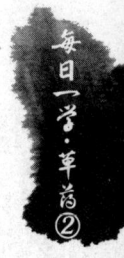

🌼 胃痛

佛手、延胡索。

🌼 懒洋洋，读书没干劲

藿香、佩兰、佛手、香橼、陈皮。

🌼 胃病

养胃五点加陈皮、佛手、麦芽泡茶。

胃冷吃凉的不舒服，加姜、肉桂。

胃热反酸，加黄连 1~2 克，蒲公英 5~10 克。

🌼 咳嗽痰多

陈皮、麦芽、佛手代茶饮。

🌼 感冒

佛手、苏叶、生姜。

🌼 吃饭不香

泡佛手茶喝。

🌼 开车疲劳

佛手、陈皮，加参粉或党参、大枣泡茶饮，男的加枸杞子，女的加龙眼肉。

🌼 鼻炎

四君子加黄芪、陈皮、炒麦芽、佛手、神曲。

传染性肝炎

佛手 10～20 克,加败酱草。

小孩疝气痛

小茴香、橘子核、陈皮、佛手各 5～10 克,泡茶或者煮水给孩子喝。

腰酸痛

梅肉草煮水加枣、党参。

抽筋

淫羊藿 30 克,小伸筋草 15 克。

筋骨疼痛

党参、威灵仙内服,艾叶、苦刺芯酒炒外敷。

头痛

川芎、苍术、生姜、大枣。

手术伤口修复

梅肉草加枣一起煮。

割伤见骨

梅肉草、消山虎捣烂,调点蜂蜜外敷。

感冒发热

金银花、连翘加梅肉草。

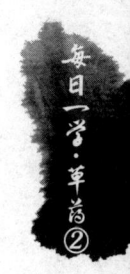

劳倦乏力

二草一枣汤（梅肉草、仙鹤草、大枣），还可加黄芪，此为疲劳汤。

心急

莲子心、佛手，泡茶喝。

结石

车前草、猫须草、黄芪、梅肉草。

皮肤恶疮

梅肉草捣烂外敷，疮烂则加鸡蛋清或蜂蜜。

局部烫伤

鸡蛋清、蜂蜜外敷。

术后康复汤

梅肉草、黄芪。

溃疡

梅肉草、白及各10克。

糖尿病烂脚

梅肉草、墨旱莲捣烂，兑点蜂蜜外敷。

慢性鼻炎

梅肉草、仙鹤草、大枣、苍耳子。

慢性中耳炎

梅肉草、大枣、黄芪、菖蒲。

慢性胃病

梅肉草、大枣、黄芪、蒲公英。

慢性肝炎

梅肉草、黄芪、大枣、穿破石。

慢性结石

梅肉草 100 克左右,加猫须草 50 克,再加黄芪、大枣。

腹泻

梅肉草、刺苋,煮水喝。

肺痈

新鲜的穿破石、鱼腥草各 30～50 克,煮水。

食管癌

穿破石加白英各 30～50 克,严重者加七叶一枝花。

烂肺

穿破石加蒲公英,体力不够者加黄芪、五指毛桃。

十二指肠溃疡

穿破石、败酱草、黄芪,加四逆散。黄芪扶正,穿破

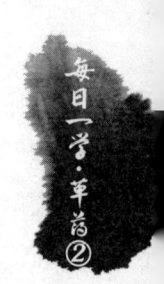

石通经络，就是穿破石，败酱草降浊。

肺结核咳血

穿破石、墨旱莲。

诸虚劳损方

黄石根、党参、大枣。补加通，不上火，治疗跌打损伤后的局部发炎劳损。能喝酒的，煮好的汤，再兑半杯酒下去。

癌瘤糖浆

黄石根、蚤休跟半枝莲，三个搭档在一起各 30～50 克。煎水后制成糖浆，你可以各 200～300 克，然后熬水制成糖浆可以喝半个月。

打伤

黄石根、三加皮，煮水加酒喝。

急慢性肝炎

穿破石、五指毛桃、葫芦茶。葫芦茶代表降浊法，穿破石代表通透法，五指毛桃代表补益法。

跌打损伤

穿破石根皮，水酒各半，煎服。

湿疹久不愈

穿破石、地肤子煎水喝。

满口牙痛

骨碎补60～80克，一味药煎水。

肚子痛

急痛不让碰，用罗网藤煮水。

久痛，绵绵作痛，用参苓白术散久服。

打吊瓶后耳鸣耳痛

骨碎补、生姜、大枣煲水，骨碎补30～50克，姜枣适量。

骨折复位后疼痛

骨碎补捣烂，加点苦刺或生姜外敷。红肿加苦刺，瘀青加生姜，再用骨碎补、熟地、杜仲泡酒喝。

鸡眼

骨碎补捣烂泡最浓的酒精，鸡眼用温水泡软后，把外皮轻轻削去，用药汁擦。

风湿关节痛

威灵仙、骨碎补、枸杞子、杜仲。

肾虚牙痛

骨碎补50克，白芷10克。

肾虚耳鸣

六味地黄丸加骨碎补。

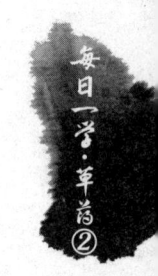

骨伤骨折伤后修复

四物汤加骨碎补、续断。

跌打损伤

骨碎补、栀子各50～100克,最好挖新鲜的,捣烂以后炒热加些黄酒。

生气

普通气郁者,用橘叶、薤白。

中度结节者,加白芥子、穿破石。

重度癌瘤者,加半枝莲、半边莲、七叶一枝花。

严重肝郁化火

穿破石、丹参、七叶一枝花。

老年人颈肩腰腿痛

补中益气的前提下,加骨碎补、枸杞子、杜仲效果很好,脾肾并补。

感冒

风寒感冒鼻塞,用鹅不食草。

风热感冒咽痛,用白花蛇舌草。

鼻塞

鹅不食草20～30克,煮水内服。

鹅不食草跟葱姜切碎煮热,放在啤酒瓶里,热气从瓶子里冲出来，鼻子置于瓶口，脑窍鼻窍同时打开，此为熏蒸法。

滴鼻剂

鹅不食草捣烂，发炎者加点氯霉素，榨汁，放在眼药瓶里。

跌打损伤

鹅不食草100～150克捣烂，榨出去汁来调一点酒就喝下去，剩下的渣外敷伤口。

风湿关节痛

鹅不食草加7个枣，煮水。

小孩子不吃饭

鹅不食草捣烂，煮炒鸡蛋吃。

肺寒咳嗽

鹅不食草捣烂，煎鸡蛋。

百日咳

鹅不食草、百部、百日红煮水喝。

感冒鼻塞

鹅不食草20克，加一两个葱头，大一点的水煎服，趁热喝下去，鼻窍通，头痛愈。

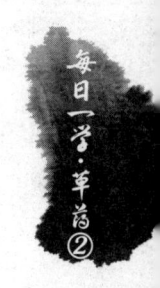

肚子痛

鹅不食草捣烂加姜汁服用。

局部肿痛

鹅不食草捣烂加酒外敷。

心脏病

愈风宁心片,只由一味葛根组成。

落枕

葛根50克,加生姜、大枣煮水喝。

小孩发烧

葛根、白茅根、芦根煮水喝。

热病烦渴

葛根、沙参、麦冬、玉竹煮水喝。

高血压头痛

葛根、丹参、川芎煮水喝。

解酒毒

小柴胡汤加葛根。

眼干涩

葛根、菊花煮水喝。

丰胸

黄芪、生姜、大枣、葛根、王不留行、路路通。

练背阔肌

黄芪、葛根、姜黄煮水喝。

强壮颈椎

葛根配生姜、大枣、丹参。

糖尿病口干渴

山药配葛根。

感冒发热头痛

葛根、荆芥。

风热感冒咽痛

桑叶、菊花各20克,煎水喝。

眼目热痛

菊花、夏枯草跟桑叶泡水喝。

流行性红眼病

菊花、白蒺藜、蒲公英、木贼草、夏枯草、桑叶六味药各20～30克,煮水内服外洗。

鸡遮目

菊花10克,枸杞子20克,决明子20克,黄芪30克,

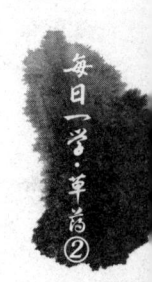

加姜枣煮水喝。

❀ 高血压头晕目眩

葛根、丹参、川芎、菊花,煮水喝。

❀ 疔疮肿毒

野菊花捣烂,外敷。

❀ 瘙痒

穿心莲泡酒,外擦。

❀ 失眠焦虑

金银花、菊花,泡水喝。

❀ 花类药

郁闷,用玫瑰花;焦虑紧张,用金银花、菊花;鼻炎鼻塞,用辛夷花泡茶;月经不通,用月季花、月月红;咳嗽,用百日红。

❀ 迎风流泪

菊花、枸杞子、决明子,煮水喝。

❀ 高血压

菊花、车前子,泡茶饮。

❀ 暴饮暴食中风

十宣指尖放血,菊花、车前子、大黄,泡茶饮。

❁ 高血压中风

大黄、车前子、菊花、钩藤浓煎，代茶饮。

❁ 劳累耳鸣

杞菊地黄丸。

❁ 跌打伤胸闷厥欲死

菊花叶、鹅不食草捣烂，加童便(小孩子的尿)，内服。

❁ 口干舌燥

麦冬、沙参，泡水喝。

❁ 咽喉炎沙哑

玄参、麦冬、甘草、桔梗各10～20克，泡茶，再配合早上跑步运动。

❁ 大便干燥

麦冬、菊花10～20克，泡茶饮。

❁ 跟火打交道咽干口燥

沙参、麦冬、玉竹、石斛，黄芪、枸杞子六味药，煮水喝。

❁ 风湿痹症

小风湿汤：羌活、独活、生姜、大枣。

❀ 口腔溃疡

导赤散（生地、甘草、竹叶、木通）加麦冬。

❀ 夏天无力

夏天气阴两伤，生脉饮（人参、麦冬、五味子）主之。

❀ 干咳

枇杷叶、麦冬，熬成糖浆。

❀ 唇干裂

麦冬、苍术煮水喝。

❀ 肠燥便秘

生地、麦冬、玄参各10～20克。

❀ 便秘

玄参、麦冬、生地、肉苁蓉、火麻仁。

❀ 腿脚风湿无力

苍树根，跟黄芪、大枣一起煲汤喝。

❀ 鼻炎

黄芪、大枣、枸杞子、山苍树。

❀ 消化不良

山苍树、鸡屎藤，再加一点茶叶煮水喝。

抗疲劳

山苍树、仙鹤草、大枣、黄芪，煮水喝。

风寒感冒初起

山苍树根20克，加生姜、大枣，煮水喝。

防治风湿

山苍树根、生姜，煮水喝。

坐月子

山苍树根，艾叶根，然后煲汤，各10～20克，煲汤喝。

肩周炎

黄芪30克，枸杞子30克，山苍树10克。

疲倦五药

黄芪、枸杞子、山苍树、生姜、大枣。

自制行军散

山苍树、藿香、陈皮、香附、苏叶打粉。

多发性囊肿

小伸筋草塞进鸡里面煲汤，喝汤吃肉。

跌打伤

小伸筋草捣烂炖酒，内服外敷。

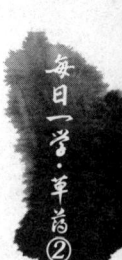

❂ 夜盲

小伸筋草 30～50 克，煮猪肝吃。

❂ 肝囊肿

小伸筋草、三棱、莪术、党参、大枣、黄芪，煲水喝。

❂ 盗汗

小伸筋草，煮水洗澡。

❂ 眼睛赤痛

夏枯草、桑叶、菊花、小伸筋草，煮水喝。

❂ 水火烫伤

小伸筋草榨浓汁，或加桐油，外擦。

❂ 流鼻血

小伸筋草 10 克左右，水煎服。

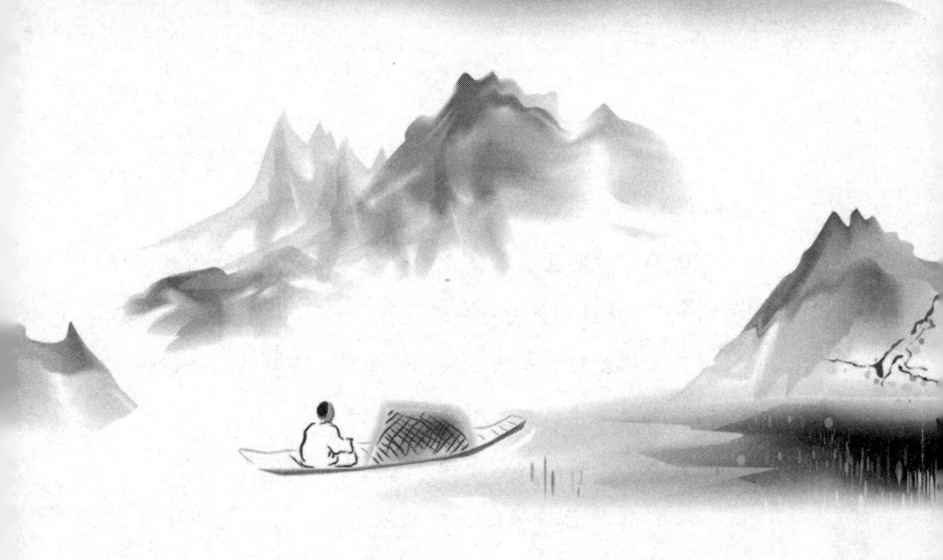

精彩语录

1. 人家美容养颜活血化瘀,我养颜美容健脾益气。
2. 牛大力 30 克,枸杞子 20 克,红糖、红衣花生、红枣,这一系列红的,能够补血。
3. 根薯壮腰肾,色红入血脉。
4. 身上很多斑就是阳气不够,阳气足够通通被燃烧掉,一点杂质都没有,纯阳之体。
5. 火热瞀瘛,皆属于热。各种热很赤盛的,那就是火。
6. 一味穿心莲,就是百炎消。
7. 世上三样最难忍,第一是痛,第二是苦,第三是痒。
8. 心其味苦,以苦来降心火,心火降则百疮消。

9. 慢性胃炎多虚寒，急性胃炎多实热，叫"暴病多实，旧病多虚"。

10. 幽门螺杆菌喜欢阴湿的胃寒环境，我给他胃暖洋洋出太阳，它就在那里待不住逃了。

11. 火热就要找苦药降火，苦能降，苦能清，苦能泄。

12. 药性易学，人性难通。

13. 永远要有你的杀手锏，天天在练的不要放。

14. 一棵树长得很好，旁支很厉害，让它主干千万别断，一断就全完了。

15. 泻火先活血，血活火易泄。

16. 人最容易犯的是什么？气火，气火金不换、穿心莲主之。

17. 我们中国人很有智慧，家长让孩子吃苦，就是要成为人上人，才让你吃苦中苦。

18. 有浆能拔毒，有刺能消肿，有孔可利水，有毛可祛风。

19. 财神爷喜欢三个地方的人：喜笑颜开的、有笑脸的、干净的地方，特别乐于去帮助别人的人。

20. 肝为五脏六腑之贼，肝一发怒，五脏六腑都被殃及。

21. 有痒必用刺，有刺能止痒。

22. 越是大城市熬夜越厉害，饮食越没节制的，得这瘰疬可能性就越大。

23. 当季是药，过季是草。

24. 艾叶，服之能走三阴，而逐一切寒湿，转肃杀之气为融和。灸之能透诸经，而逐百种病邪，起沉疴之人为寿康。

25. 评判一个国家的医疗水平，不是病越治越多，理疗设备越来越先进，投入的资金越来越多就越好，而是病越治越少，花的钱越来越少，病越来越容易治。

26. 行医一定要行到简验便廉。

27. 记住上乘的医疗绝对不是花很多钱，而是很快很便宜见到效果，这个才是医疗事业登峰造极的发展！

28. 富人吃药，穷人泡脚。

29. 中药绝不做闭门留寇的事，都做开门送贼的事。

30. 植物叫静物，带血的叫动物，动物大多能动血。

31. 一个人拿了一个铁饭碗，让无数人都有铁饭碗、都有饭吃，这就是现象级中医。

32. 绿豆偏于解肝部的毒，赤小豆偏于解心血管的毒。

33. 中医可以跟行行业业的人结缘，而且结善缘！达者结千人缘，懵懂者结万人怨。不明理的人才跟别人结梁子，明理的人都跟别人化解梁子，没有障碍，没有冲突。

34. 识得半枝莲，可以伴蛇眠。

35. 人啊，如果他学来怎么用的话，他只能做一个发热的灯泡，他学来怎么让别人都能够用好，他就可以成为发电站。所以成为一盏灯泡他可以亮一时，你成为发电站过后可以让千千万万的灯泡亮很久。

36. 我们讲药跟普通人讲药，最大的不同是什么？我们

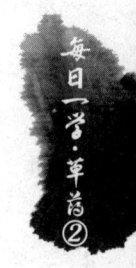

在制造无数的灯泡，跟制造无数的饭碗。

37. 寒证感冒一般是流清鼻涕，尿清稀，而热证感冒则是一派热火之象，咽喉热肿，舌尖红，尿黄赤。

38. 清除淤泥，要打开闸门放水，排出结石，也要开窍利尿。

39. 小洞不补，大洞一尺五。

40. 白花臭草既能升清又能降浊，本领很高。

41. 我们现在知道的草药功效，这是草药世界的冰山一角，草药还有巨大的宝库等待我们研究开发。

42. 有的时候不在于你学多与少，而在于你有没有把里面的精髓吸到了。

43. 白花臭草能止血消炎止痒祛风，只要被蚊虫叮咬得遍地跑，你就找白花臭草。

44. 有毛能祛风，有毛能止血，有毛能开窍。

45. 麝香无孔不入，无处不达，脏腑百骸血脑屏障都可以透过去。

46. 扁桃体发炎单用凉药下火药未必下得好，但是你用开窍药，它那个肿包就会减小。

47. 咸能润能下，酸能收能静。

48. 中医是用五味辛甘酸咸苦治病的。

49. 咸酸草它有一个功效能够把血管周围的那些血脉杂质给洗掉，效果要快就加点酒。

50. 酸涩收敛涤污脓，咸味能软坚，咸酸草既酸又咸，它就能够把坚块还有污脓疮包给消平给融化。

51. 辛甘发散为阳，酸苦涌泄为阴。

52. 辛香定痛祛寒湿，所以寒湿病可以用辛香的药物来治，比如山苍树、生姜、高良姜、荽叶等。

53. 苦寒清火消炎热，所以火热病可以用苦寒的药物来治，比如黄连、栀子、半枝莲、莲子心等。

54. 甘甜益力生肌肉，所以虚弱病可以用甘甜的药物来治，比如龙眼肉、枸杞子、人参、党参等。

55. 酸涩收敛涤污脓，所以污浊病可以用酸涩的药物来治，比如山楂、乌梅、五味子、鸡屎藤、白饭草、咸酸草等。

56. 咸能润下软坚结，所以结块病可以用咸味的药物来治，比如牡蛎、瓦楞子、海藻、昆布等。

57. 用药就像开车把握油门、方向盘跟刹车板一样。

58. 讲课和传道不一样，传道就是说你把握这个道理，就可以放之四海而皆准，用之千秋而不易。

59. 有眼身边草是宝，无眼身边宝是草。有眼你可以结各种缘分，没眼的话，很多缘分你都攀不上。

60. 栀子入心，能够把心里那些瘀血往四边降，防止瘀毒攻心。

61. 嘴唇偏暗，白睛有黑点，说明身体有瘀血。

62. 失眠有两种，一种是心火亢的烦躁失眠，用栀子豉汤，一种是肝血虚的失眠，用酸枣仁汤。

63. 用药没有向导就到不了病灶，像我们开车一样，你们没有导航就到不了目的地。

64. 昨天的都是零分，今天的都是一百分，永远要记住，昨天的成就不足以依凭，今天的自信才值得仰仗。

65. 光辉的过去，那个就像尘埃，迎着今天的朝阳才是未来。

66. 为什么说我们讲草药，我们敢对昨天打零分，因为我们永远只有从零开始的能力。

67. 要以德经商，千万不要以商来行医，要以德来立商。

68. 要以道驭术，用道行来驾驭这些术数，以德载道，要以德来去承载这个大道。

69. 道像上面的帆，指向远方，德像下面的船，承载万物，有道而无德，道不长远，有德无道，术不经传，你们要双修啊。

70. 眼睛主眺望，肩主承担，很多肩部劳损，大都是气不够，太累了，压力大所致。

71. 凡是有炎症，肿块，包块，结节的，要用带刺的青草药。

72. 治肝炎两个动作，一个是洒水降火，一个是清除垃圾。

73. 大枣能够厚肠胃，让肠胃浑厚有力，是肠胃的保护神。

74. 排结石，一个要找尖利带刺的药把大的结石打碎，第二要用利尿通淋的药把结石排下来。

75. 有刺能祛风，有刺能消肿，有刺能止痛。

76. 一般带刺的植物有三大特色：见肿消、见风祛、见痛止。这是带刺植物的共性。

77. 女子以血为用，男子以气为用。

78. 手到病除，拍打治百病，拍打时要用空心捶或空心掌。

79. 做推拿的，每天都要练以上的俯卧撑，这样数年后，推拿的功夫就有了。

80. 读书有七成是在拼你的体能体魄，三成在拼大脑。

81. 不看谁学得最快，看谁能学得最久。

82. 见病不能治，皆因少读书。

83. 求人如吞三尺剑，上山擒虎易，开口向人难。

84. 真正学医的行者，他必须是做一个手心向下，帮别人拉起来，而不是手心向上向别人祈求。

85. 人活一口气，先吐才能纳，先呼才能吸，所以先予才能夺，先舍才能得。所以先后顺序理顺才能做人，才能干事业。

86. 蚶壳草最大的好处就是不会伤胃，又能把炎火退下来。

87. 蚶壳草跟鸡屎藤配在一起，通治一切肚子有积、疼痛。

88. 路在嘴上，道在口中。学习不单要问书本，还要问村中的阿叔阿婆。

89. 现在人本末倒置，先往医院跑，搞得医院挂号很麻烦很挤，搞不定了，才想到这个民间。

90. 小孩子的病就两个，一个消化病，一个就是呼吸系统病，一个肠胃病，一个就是肺跟膀胱的病。

91. 人体任何鼓包疮肿无名肿毒，就叫做火山。

92. 艾治百病，当你百种方法都不行，行不通的时候，唯独艾可以，就能行得通。

93. 要学好医，一个手机一个微信，跟定一个老师讲课，就已经够了，还要到处跑的，那个学习的心就跑散了。

94. 考验一个人成就高不高？不看他跟哪个老师，看他心，有没有专注到极致。

95. 普通的太阳光照下来可以忽略不计，你把它集中到一个点，它可以点燃那个纸片，可以烧毁那棵树，这就是专注的力量。

96. 我们学习草药最缺乏就是专注的力量，我学习一味草药，我可以花三天三夜，所以学得很深刻。

97. 专注就是打井的智慧，拼的是谁能够往深处打。

98. 做人不要尝到点甜头就止步了，应该往更深、更广、更远、更大的领域里头进攻。

99. 岗梅就是我们南方的喉宝，又叫秤星树。

100. 学中医学的灵活，它就是一加一，消肿的加退红的，就等于消肿解毒。

101. 治癌肿三大思路，把包破开来，让气血流通，然后让毒浊降下去。

102. 金樱子这味药它甘甜微苦涩，补中带收，就专对着尿频、尿急、尿床。

103. 心动则五脏六腑皆摇，其实很多人失眠，就是心神不安，加上那个精关不固。

104. 做人做事不能满足于一时的收获，做人你就要知足，但是做学问要不知足，做事要知不足。

105. 幸福是靠找靠发现，而不是靠造楼造车。

106. 常思战乱苦，太平就是福。常思癌症苦，小病也是福。常思别离苦，相聚即是福。常思死亡苦，活着即是福。常思灾难苦，平安即是福。常思文盲苦，有书读是福。常思饥荒苦，有饭吃是福。常思残疾苦，有脚就是福。

107. 贵以贱为本，高以下为基。

108. 富贵高升了，千万别忘了你底层贫苦的老百姓。

109. 诸湿皆属于脾，脾主消化、运化，通过加强脾胃运化能力，身体的湿气会减少。

110. 学东西要遇强则强，逢难则上，这是很重要的精神。

111. 除了用嘴巴去读去诵外还要用手来抄，所以这个记性一下子就提高了，很深刻，刻骨铭心啊。

112. 精少则病，精尽则亡，不可不思，不可不慎。

113. 年少保精是第一关，精保得越牢固越固密，你的命就越好，你的智慧就越高。

114. 你们在没成就之前，告诉你们像鸡一样封在蛋壳里最好，不然你还没到出壳的时候就破了，就麻烦了。

115. 没成就之前要学会享受寂寞，有成就的时候要学会什么？学会拥抱孤独。

116. 汗多伤阴，汗为心之液，汗血同源，大汗就是出血，大汗会亡阳的。

117. 黄疸刚开始的一般是湿热重，时间久后则会脾肾两虚。

118. 凉利之药生湿地，生长于低矮湿地的草药，多能利水清热。

119. 酸甘辛咸苦，南五味子最补，南五味子就是鸡公寄罗。

120. 我们治虫治霉菌，要治湿治水，只要没有了这些水湿环境后，变干爽了，霉菌自然会消失掉。

121. 草医的至高境界，用寻常的草草木木，不怎么花钱却把病治好，这也是中医是环保医学。

122. 蛇莓是热肿痛的克星，捣烂过后敷在患处。

123. 治病它像带兵一样，我们中医古代就是用药如用兵，理身如理国。

124. 凡是胸肋里头的肿块包块结节，肝气郁结的产物，用穿破石。

125. 凉利之药生湿地，矮矮的它入胱肠，人体比较低的，五脏六腑最低的就是肛门跟膀胱。

126. 治病有一个思路，即清利胱肠，死保心肺。

127. 见一叶落，而知人间秋凉，饮半盏江水，便晓江湖滋味。

128. 才觉池塘春草绿，阶前梧叶已秋声。

129. 凡是服补气血药容易上火，你就加鸡血藤跟陈皮。

130. 高明相法，相的是神，而不是形，形永远听神的。

131. 一个人态度放得够低，够谦虚，永远把自己放在创业草创阶段，谦虚到极处，他的事业就能步步高升。

132. 你学了点中医，你可以把孝道尽得更圆满。

133. 不知医者不足以为人子，不知医者不足以为人父。

134. 鸡血藤一入人体，血虚能补，血瘀能通。

135. 你服了补益药会觉得燥热的，加鸡血藤。

136. 平常一样窗前月，才有梅花就不同。

137. 心主血，心脏缺血，就不会分太多头脑跟四肢，所以头脑昏，四肢冰凉。

138. 做好事你还争辩，那这好事就像煮粥加老鼠屎一样。

139. 上半身肝胆脾气机不通，用一味佛手就搞定了。

140. 人得病有三个共通点：没胃口，没精神，没心情。

141. 木克土胃发堵，饮食不化变毒物，再好营养也胀肚。

142. 诸呕吐，谷不得下，小半夏汤主之。

143. 心痛欲死，速觅延胡。

144. 佛手三大作用：理气止痛，疏肝解郁，消食化痰。

145. 一分湿气一分懒。

146. 有人做生意为了赚钱，有人做生意为了赚人气。

147. 万般成功学只有一种，用你喜欢的方式，又能帮到人地度过你的一辈子。

148. 未病就先防，有病就早治，疾病就防变，恶病就

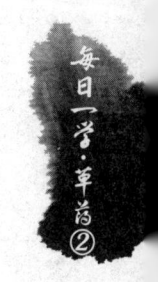

延年。

149. 千点万点不如名师一点，有的时候老师给你指明一个方向，你一辈子受益无穷。

150. 养胃五点就是"少点、慢点、淡点、软点、暖点。"

151. 凡是暴饮暴食，或者暴喜暴怒引起的痰浊，就用佛手。

152. 孩子平时厌食不爱吃饭，胃胀食欲不振——佛手、麦芽、山楂、陈皮，这是黄金搭档。

153. 胸肋的问题一个要找肝，一个要找胃，肝胃不和胸肋痛。

154. 一味佛手就相当于疏肝的柴胡，降胃的枳壳，柴胡枳壳就有它的影子。

155. 稍有不适就立马健脾开胃，疏肝解郁。

156. 人生四大病：外感，饮食，情志，疲劳。

157. 学习就像烧开水，连贯的时间很重要，学问不能间断，学习不能停止。

158. 精气神饱满，加上连续性不断，两个就可以出奇迹。

159. 你们忙得还有缝隙，给别人插进去，你们学习啊，就还差得很远，要忙到那个针插不进去，水泼不进去那就很厉害了。

160. 跟别人合作最好的就是"利益共荣"。

161. "六和敬"，这个适合于处事，适合于工作，适合于做事业，适合于把一个团队团结起来。

162. 慢性病就要唱一首主题曲"扶正"。

163. 可怕的不是结石，而是结石形成的原因——好吃懒动。

164. 梅肉草配黄芪，仙鹤草配大枣，这都是虚劳者的福音。

165. 这个时代归纳为两种病：一种是劳损病，用黄芪、甘草、梅肉草、大枣、党参、仙鹤草等，一种是急躁病，用四逆散。

166. 七叶一枝花，深山是我家，痈脓如遇此，一似手拈拿。

167. 凉利之药生湿地，破积之药长高峰。

168. 带刺草药多入肝胆系统。

169. 胆子小用补气的黄芪，加点带刺的穿破石疏肝胆，再加点细辛壮胆。

170. 惜秒如金比惜时如金境界高，要比微细细节上用功夫，所以我们每一秒都不让它空过，而不是每个小时。

171. 败酱草能败从咽喉到肠胃的毒浊。

172. 鼎足三立法：一个扶正，一个通经络，再一个排泄。

173. 修行够的多多益善，修为不够精进的，那就是要越少越好，要精兵简阵。

174. 穿破石在癌症包块肿瘤领域的攻破里头，它起到"先锋兵"的作用，是药中的"突围先锋""尖刀兵团"。

175. 只有正气弱，更无邪气强。扶得正气旺，百邪跑光光。

176. 跌打损伤一个是局部有瘀血，经脉不通畅，一个有水肿硬结，穿破石就可以活血化瘀止痛，清热除湿。

177. 治湿先通经，经通湿自愈，治疗这些湿毒，你要把经络打通。

178. 水利不兴，农业不稳。

179. 两手攀足固肾腰可以打通膀胱经，膀胱经乃人体水道，就是排污管，下水道，排浊的。

180. 膀胱者州都之官，水道出焉，腠理毫毛其应，人体水道尿道膀胱跟皮毛是相通应。

181. 地肤子利膀胱，可洗皮肤之风。

182. 黄芪、穿破石、蚤休、半枝莲，把解毒通经络跟补气的，四种药合在一起，就是抗癌药。

183. 你的过去可以不辉煌，你只需要看到未来的一点光。然后你朝着那个亮光点，去拼搏，去闯，就会见到一片太阳。

184. 现在就是中医普及是一个大烦恼，所以你抓准就是大烦恼，你就不会在小烦恼里头迷了路。

185. 凡是那些痛，你喜欢去按它摸它的，这个是虚痛啊，你大胆给他开补药。

186. 凡是你一碰他就很痛不让碰的，这个是实痛，你就给他开泻药通药清药利药。

187. 审病当明虚实，调药当分补泻，方向不能错。

188. 道吾过者乃吾师，扬吾好者乃吾贼。说我不好的是我的老师，讲我好话的是我的贼。

189. 治疗这些骨伤骨折后遗症，没有妙法，就是补肾加健脾胃。健脾胃他气血就生化有源，补肾他骨头修复就有力。

190. 初起肿痛要活血，后期恢复补脾肾。

191. 最重要的不是你学多少，而是你能坚持多久，这件事比较厉害。

192. 我们要比什么？不比谁跑得快，而比谁跑得久。你跑得再快，你坚持不久，没有用。

193. 命长吃的饭多，就说别着急，慢慢来，慢慢来你才能快，才能久。

194. 一用不好说这个药没用，这就是"傻瓜思维"。你一用不好觉得自己没有用好，应该调整一下方向，这就是"智者思维"。

195. 傻瓜思维就是什么东西都是外在不够好。智者思维就是什么东西都是自己功夫不够高。

196. 草药界里头开窍的除了菖蒲外，还有鹅不食草。

197. 把所有的营养跟那个心思都放在这一个领域上，你就会成为这一领域的霸主。

198. 西方的医学它是"分科思维"，我们中医的医学叫"分治思维"。

199. 不要跟人家比，要跟自己的过去比，我有没有比昨天起得更早？状态更好。

200. 一群人，一条心，做一件事，养成一个习惯，干他一辈子。

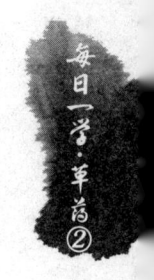

201. 冒鼻塞头痛，鹅不食草，水煎服一次愈。

202. 姜汁配鹅不食草治疗肚腹寒痛特效。

203. 困难如顽石，看你强不强，你强它就弱，你弱它就强。

204. 久坐以后，心脏会觉得很闷，那压力就会升高。

205. 葛根能解表退热，生津止渴疏通管道降压还有升阳。

206. 动机不纯，难以走远。刚开始那个动机摆得很正很纯，你可以学得很好，走得很远。

207. 见病不能治，皆因少读书。

208. 学一味药就是，看到采到尝到读到用到。那你就圆满了。

209. 快递系统很丰富发达的时候，这个地方物流会对流得很快，人身体经脉很通达的时候，他营养传输很快，所以思维敏捷，行步灵敏。

210. 春日才见杨柳绿，秋风又显菊花黄，荣华总是三更梦，富贵还同九月霜。

211. 学医要过两关，第一关名利关，第二关生死关。

212. 怎么放下？你就看破它，就放下了。

213. 一件事情，看你怎么想，你会想的都是往积极方向的。

214. 未来健康一定是一个很爆火的行业，是一个趋势。

215. 根薯应入冬，花在含苞中，果实宜盛夏，枝叶在早春。

216. 利名未曾挂胸中，由此胸中气自冲。既爱且憎皆是病，灵台何日得从容。

217. 永远要记住，不要做轮子，要做轴心，轴动则轮行，轴滞则轮停。

218. 不难于奋斗的艰辛困苦，难于你发心是否纯粹。

219. 有菊花精神，一不畏风霜，第二要有傲骨。所以，做人啊傲气不可以有，但是傲骨不可以无。

220. 学问不是从刻苦中来，而是从心怀天下，心怀苍生中来。

221. 决定一个人最终学得好不好，就看你初发心的动机纯不纯粹，远不远大。

222. 治高血压不外乎就是通管道利小便，降肝火，这几个常见的招法。

223. "大禹治水，堵不如疏"，记住这句话，就说你堵都不如去疏通它，所以我们中医治高血压，降不如疏。

224. 急时你靠医生，平时要靠自己，平时锻炼好，你急时病才少。

225. 火逆上气，咽喉不利，止逆下气，麦门冬汤主之。

226. 物燥则破绽百出，润则密合无间。

227. 走向世界，未来中国草药是王牌。

228. 同行要相互敬重，因为有可能你搞不定的，你的对手就能搞得定。

229. 人家看到炎症治炎，我们看到炎症要疏肝。

230. 昨夜江边春水生，艨艟巨舰一毛轻。向来枉费推移力，今日中游自在行。

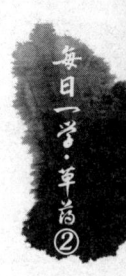

后 记

一天早上，讲完课。

我们说要考考大家。

一个荷花池，第一天荷花开放的很少，第二天开放的数量是第一天的两倍，之后的每天，荷花都会以前一天两倍的数量开放。

如果到第 30 天，荷花就开满了整个池塘。

那么请问：在第几天池塘中的荷花开了一半？

学生们说，第 15 天。

不对！是第 29 天！

这就是著名的荷花定律，也叫 30 天定律。

这也是我们"每日一学·草药"栏目的真正意义所在。

行百里者，半于九十！

很多时候，我们之所以不成功，是因为我们还不够拼。

到最后关键阶段，往往拼的不是什么运气跟聪明才智，而是你那颗不动摇、坚持到最后的心！

然后我们又问，昨天讲的课要打多少分？

学生们说，99 分！

我说，不对，昨天的都是零分，今天的都是一百分，永远要记住，昨天的成就不足以依凭，今天的自信才值得仰仗。

光辉的过去，那个就像尘埃，迎着今天的朝阳才是未来。

为什么说我们讲草药，我们敢对昨天打零分，因为我们永远只有从零开始的能力。

所以每天早上迎着朝阳，风雨无阻，雷打不动，日不缺讲，一步一个脚印，这才是我们中医普及的真正利器所在。

有人说：

你们有实力，为何不把名气打响一点？

你们这么厉害，怎么不趁机挣多点钱？

你们有绝招，还那么拼命干什么？

……

在现实生活中，我们会成为大家不可理喻的人，很多人不解，甚至很多人觉得我们愚笨。

真的是这样吗？

我们的目标不为成名，也不为富有，而是让自己成为对社会有价值、有贡献的人。

这是我们的初心。

一枝独秀不是我们的目标，万紫千红才是我们的愿景。

所以我们接下来会准备搭建一个大自然淘宝平台。

真正普及中医草药文化，编辑整理《职业病对治手册》《新肘后备急方》《中医十万个为什么》等书。

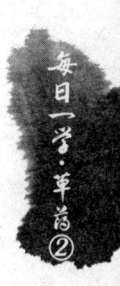

传承、分享古老的中医知识，把各地常见的草药变成经济作物，让荒田荒山变成保证中国人健康的后花园。

通过知识文化共享，让更多的人参与到弘扬传统文化、保障全民健康的行动中来。

虽然现在医学技术不断进步，医生队伍越来越庞大，但是病人有增无减。我坚信只有病人越治越少，人们越来越健康，才能说明医生的本领越来越高。

而通过向大自然淘宝，我们让更多人有方可用，有药可医，有法可循。

让更多的人都能自尊、自信、健康地活着！

"每日一学·草药"系列第二部已经完成，敬请期待下一部。